Birgit Frohn

Natürlich heilen mit Olivenöl

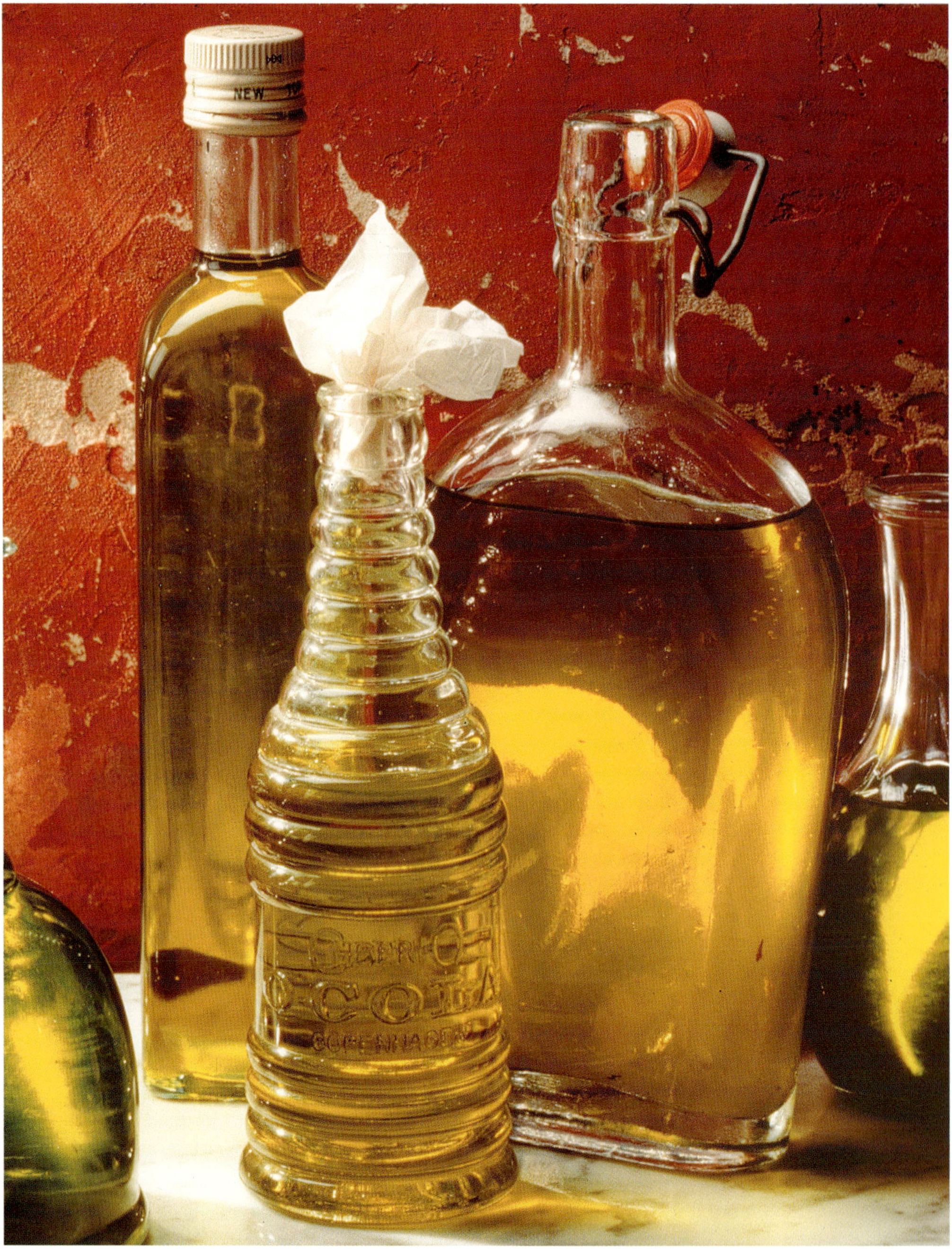
NEW

Birgit Frohn

Natürlich heilen mit Olivenöl

Mit der Heilkraft von Olivenöl
Erkrankungen und Beschwerden
behandeln

KOPP VERLAG

Inhalt

Olivenöl – der Nektar der Götter – wurde bereits in der Antike als heiliges und wertvolles Gut verehrt.

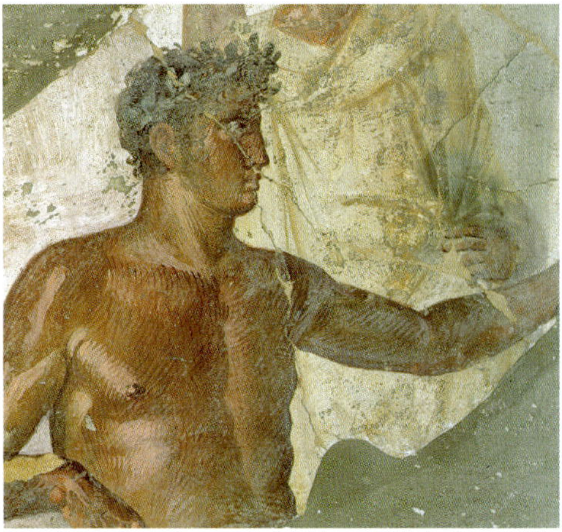

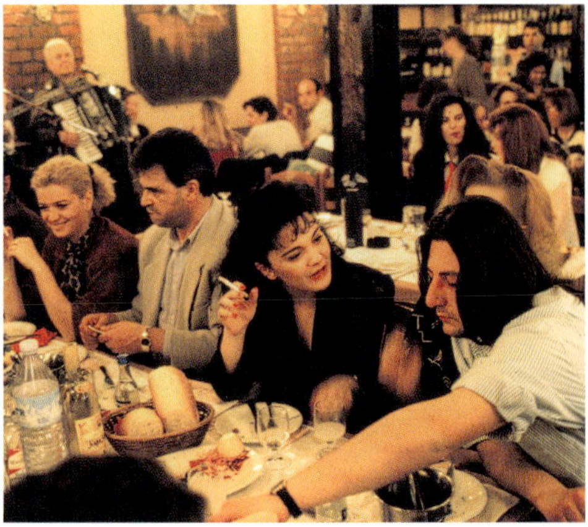

Die Kunst, gesund zu genießen, haben uns unsere Nachbarn voraus.

Vollbäder mit Olivenöl sind ebenso heilend wie entspannend.

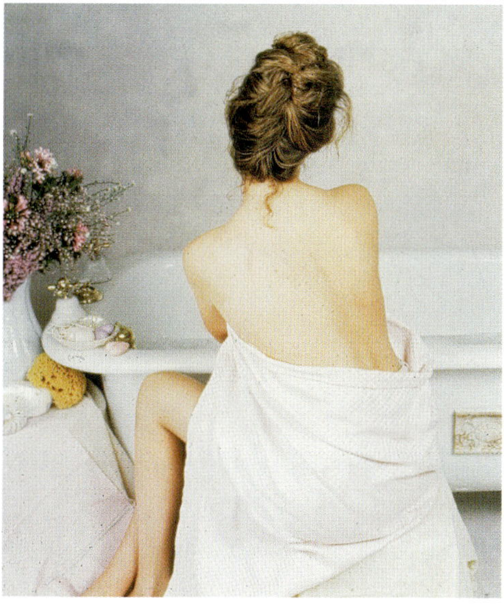

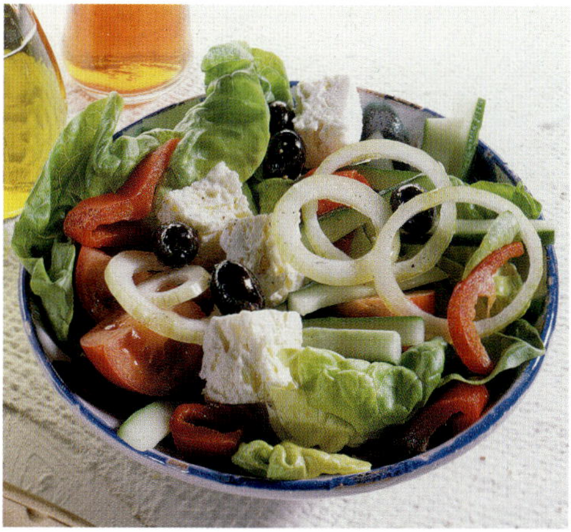

Choriatiki – auch hier zu Lande fehlt der Bauernsalat »beim Griechen« auf keiner Speisekarte.

Vorwort

Olivenöl gilt seit alters her nicht nur als Nahrungsmittel, sondern sowohl als innerlich als auch äußerlich anwendbare Medizin.

Die antiken Hellenen sprachen ihn heilig, die alten Herrscherhäuser verehrten ihn als überaus wertvoll und Homer, der älteste Dichter des Abendlandes, rühmte das Öl seiner Früchte als flüssiges Gold. Zweifelsohne wurde keinem anderen Gewächs im Laufe der Menschheitsgeschichte eine so große Wertschätzung zuteil wie dem Ölbaum, der eine der ältesten Kulturpflanzen der Erde ist. Seine Früchte, die Oliven, und das daraus gewonnene Öl haben die Kultur im Mittelmeerraum entscheidend beeinflusst und gehören seit Jahrtausenden zum täglichen Speiseplan der mediterranen Völker. Doch mindestens ebenso häufigen Gebrauch wie in der Küche fand das »flüssige Gold« zu Heilzwecken sowie zur Pflege von Haut und Haaren. In den Schriften der Heilkundigen und Gelehrten des Altertums finden sich zahlreiche Vermerke über die herausragenden therapeutischen Eigenschaften des Olivenöls.

Nahrung und Medizin

Heute wird Olivenöl von der modernen Wissenschaft aufgrund jener Eigenschaften wieder entdeckt, die ihm über die Jahrtausende den Status verliehen haben, zugleich Nahrung und Medizin zu sein. Und so kommt es, dass nicht nur Feinschmecker, sondern auch mehr und mehr Wissenschaftler und Mediziner die Vorzüge des Olivenöls rühmen: Die traditionelle Ernährung rund ums Mittelmeer und ihre Hauptfettquelle, das »Gold des Südens«, sind heute Gegenstand internationaler Forschungen. Es gibt sogar eine von der Europäischen Union ins Leben gerufene Kampagne zur Förderung des Olivenölverbrauchs, im Zuge derer sich jedes Jahr Wissenschaftler aus ganz Europa zusammenfinden, um die neuesten Erkenntnisse in Sachen mediterrane Kost und Gesundheit auszutauschen. All diese Untersuchungen und Studien erteilen heute den wissenschaftlichen »Segen« zu dem, was man in den mediterranen Ländern schon seit Jahrtausenden weiß: Olivenöl ist mit das Beste für die Gesundheit. Es enthält einen hohen Anteil des Zellschutzvitamins E sowie einfach ungesättigter Fettsäuren, denen unter anderem große Bedeutung bei der Vorbeugung von Herz-Kreislauf-Erkrankungen zukommt.

Die in diesem Buch aufgeführten Fakten rund um das Olivenöl und die mediterrane Ernährung basieren auf den Ergebnissen neuester wissenschaftlicher Studien, die das volksheilkundliche Heilwissen oftmals eindrucksvoll bestätigen.

Olivenöl und Zivilisationskrankheiten

Doch nicht nur Olivenöl, auch die anderen Zutaten der mediterranen Küche stärken Gesundheit und Wohlbefinden in hohem Maße. Denn die mediterrane Ernährung ist reich an ungesättigten Fettsäuren, Kohlenhydraten sowie an Ballaststoffen, Vitaminen, Spurenelementen und anderen wertvollen Inhaltsstoffen. Wie gut dies der Gesundheit tut, zeigt sich unter anderem daran, dass Herz-Kreislauf-Erkrankungen, Bluthochdruck, erhöhte Cholesterinspiegel, Diabetes und Übergewicht in den Mittelmeerländern seltener sind als etwa hier zu Lande.

Egal ob Sie schon zu den Anhängern der mediterranen Küche gehören und sich nun auch über ihre gesundheitlichen Vorzüge informieren möchten oder ob Sie bislang Olivenöl noch nicht kennen – dieses Buch möchte Ihnen die zahlreichen gesundheitsfördernden Wirkungen der traditionellen Küche der Mittelmeerländer im Allgemeinen und des »flüssigen Goldes« im Besonderen vorstellen. Außerdem erfahren Sie, wie Sie die Vorzüge des Olivenöls konkret zur Vorbeugung und zur Linderung von Beschwerden sowie zur Körperpflege nutzen können. Ein Potpourri ausgewählter Rezepte aus südlichen Küchen lädt Sie abschließend dazu ein, sich selbst davon zu überzeugen, wie gut gesunde Küche schmecken kann.

Birgit Frohn — München, im April 1998

Der heilige Baum der Antike

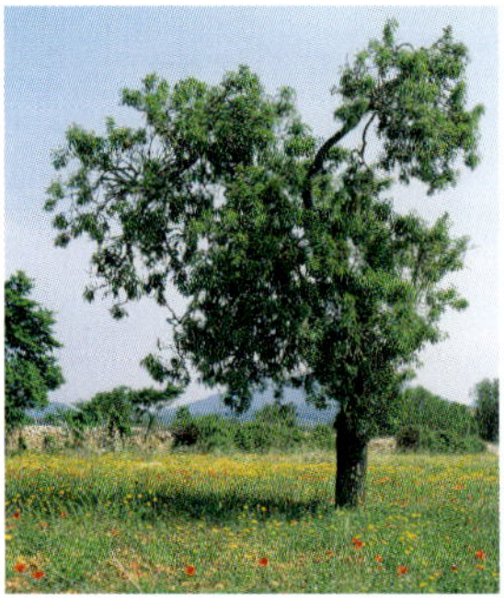

Ölbäume können bis zu 1000 Jahre alt und bis zu 20 Meter hoch werden.

»Hier entsprang das Gewächs, dessen sich Asien nicht und nicht die gewaltige dorische Insel des Pelops rühmt; ein Gewächs, nie alternd, sich selbst entsprossend, bestaunt vom Feind, der Stolz dieser heimischen Fluren, grauschimmerndes Laub des ewig zeugenden Ölbaums.«

Der Ölbaum ist eine der ältesten Kulturpflanzen der Erde. Seine Früchte und ihr Öl gehören neben Getreide und Wein zu den ältesten bekannten Nahrungsmitteln unserer Zivilisation. Die nebenstehenden Zeilen schrieb Sophokles in seinem Oidipos auf Kolonos im Jahre 400 v. Chr. – zu einer Zeit, in welcher die Ölbaumkultur bereits auf eine jahrtausendelange Tradition zurückblicken konnte und zwar nicht nur rund um das mare nostrum, wie die alten Römer »ihr« geliebtes Mittelmeer getauft hatten, sondern auch an vielen anderen Flecken der antiken Welt, etwa in Kleinasien, Nordwestafrika oder in Ägypten. Die folgenden Seiten wandern auf den Spuren dieses außergewöhnlichen Baumes und begeben sich zu den Stationen seiner weiten Reise und zu den uralten Wurzeln seines legendären Ruhms.

Anbau mit langer Tradition

Der Olivenbaum und seine Produkte begleiten und prägen die Kultur der Völker Kleinasiens und jener rund um das Mittelmeer seit über 6000 Jahren, von der Antike bis heute. Der Zusammenhang zwischen hoch entwickelter Kultur und der Wertschätzung des Ölbaums und seiner Früchte ist sicherlich mehr als nur rein zufälliger Natur: Athene, die Schutzgöttin des Ölbaums ist zugleich auch die Göttin der Weisheit, Aristoteles philosophierte über den Baum und Plato schätzte die Olive mehr als jedes andere Nahrungsmittel. »Mit Ausnahme des Rebstockes«, so vermerkt Plinius der Ältere, der große Historiker und Schriftsteller des alten Roms in seiner umfassenden »Naturalis historia«, »trägt keine andere Pflanze Früchte, die mit der Bedeutung der Olive vergleichbar wären.«

»Der Olivenbaum ist sicher das wertvollste Geschenk des Himmels.«
Thomas Jefferson

Vielseitige Nutzung

Ohne Frage bezog sich Plinius nicht nur auf die Olive und ihr Öl als Nahrungsmittel, sondern auch auf die vielfältigen anderen Nutzungsmöglichkeiten. Olivenöl diente der Körperpflege und in der Medizin als Salbe, denn in der Antike war man überzeugt davon, dass das Öl dem Menschen über die Haut Langlebigkeit und Gesundheit zu verleihen vermag – eine Annahme die, wie wir heute wissen, vollkommen zutreffend war. Ferner verwendete man es in Öllampen zur Beleuchtung und als Konservierungsmittel für viele Speisen.

Veteran unter den Pflanzen

Der Ölbaum gehört ebenso wie beispielsweise der Flieder, der Jasmin oder die Esche zur Gattung der Ölbaumgewächse, Oleaceae. Die rund zwanzig verschiedenen Arten des Ölbaums sind im tropischen und mittleren Asien, in Afrika, im gesamten Mittelmeerraum sowie in Australien und Neukaledonien, einer etwa 1500 Kilometer östlich des fünften Kontinents gelegenen Insel, heimisch. Die als Kulturpflanze wichtigste Art ist der Echte Ölbaum, von dem berühmten Botaniker Carl von Linné (1707–1778) Olea europaea L. getauft; Olea leitet sich von oleum ab, im Lateinischen das Wort für Öl.
Die ursprüngliche Heimat des Echten Ölbaums ist das östliche Mittelmeergebiet, jedoch wird er heute in zahlreichen Ländern auf allen Kontinenten mit entsprechenden klimatischen Bedingungen angebaut.
Ölbäume können ein wahrhaft biblisches Alter erreichen: In Griechenland finden sich Olivenbäume, die über 2000 Jahre alt

Viele Anhänger von Oliven und Olivenöl sehen in Ölbäumen anarchische Individuen mit einem jeweils ganz eigenen Charakter. Manche Olivenbauern behaupten sogar, ihre Olivenbäume hätten Gesichter und so könnten sie jeden einzelnen wieder erkennen und mit Namen benennen.

sind und im Garten von Gethsemane, am Westhang des legendären Ölbergs von Jerusalem stehen Ölbäume, in deren Schatten bereits Christus und seine Jünger geruht haben mögen. Auch in Nordafrika und in der Gegend um Marseille gibt es Vertreter von Olea europaea, deren Jahresringe sich auf weit über Tausend belaufen.

Ein widerstandsfähiger Überlebenskünstler

Doch nicht nur hinsichtlich seiner langen Lebensspanne ist der immergrüne Baum mit seiner üppigen, silbriggrau schimmernden Blattkrone und dem knorrigen Stamm, an dessen Fuß stets ein Teil des mächtigen Wurzelwerkes hervorlugt, ein echter Veteran. Auch was seine Widerstandsfähigkeit und seine Zähigkeit angeht, stellt der Olivenbaum viele seiner Pflanzenkollegen im wahrsten Sinne des Wortes in den Schatten. Der heilige Baum der Antike ist von außergewöhnlicher Vitalität und vermag sowohl großer Hitze und Trockenheit als auch klirrender Kälte und strengem Frost zu trotzen. Während der niederschlagsarmen Sommermonate nährt sich der Ölbaum von den Wasservorräten, die er mit seinen zahllosen feinen Wurzelkanälen tief unten in der Erde aufspürt – bis zu sechs Meter tief graben sich die Wurzeln zum Teil in das Erdreich. Das alles hört sich nach Entbehrung an, doch Olea europaea ist das gerade recht: zu viel Feuchtigkeit sowie zu häufige und zu lange Regenperioden, insbesondere während der Blütezeit im Frühjahr, schaden ihm und führen zu einem schlechten Ernteertrag. Auch in gegenteiliger Hinsicht, nämlich was Kälte anbelangt, bedarf der Ölbaum einer gewissen Härte. Um reichlich Früchte zu tragen, muss für ihn die Quecksilbersäule des Winters kurzfristig auf knapp unter null Grad sinken. Freilich nicht recht viel mehr und auch nicht über zu lange Zeiträume, denn das ist, ebenso wie allzu große Trockenheit, auch dem hart gesottenen Olivenbaum nicht mehr zuträglich. In seltenen

Fällen geschieht es jedoch, dass der Stamm des Olivenbaums austrocknet und die Äste nicht mehr mit Wasser und Nährstoffen versorgt werden können. Dann schlägt der Ölbaum dem klimatischen Unbill ein Schnippchen und treibt aus seinem Wurzelwerk rund um den Stamm erneut aus. Es entsteht ein neuer Olivenbaum, der im Alter von zwanzig Jahren seine volle Fruchtbarkeit erreichen wird.

Am Mittelmeer zu Hause

Sonne, Steine, Trockenheit, Ruhe und Einsamkeit – dies, so besagt eine alte italienische Bauernregel, sind die fünf Voraussetzungen, die ein Ölbaum braucht, damit er prächtig gedeiht

Wie und wann der im damaligen Kleinasien kultivierte Ölbaum in die westliche Mittelmeerregion gelangt ist, lässt sich nicht mit Sicherheit sagen. Bislang wird vermutet, dass die Phönizier Schösslinge von Ölbäumen nach Griechenland brachten und sie dort anbauten.

STECKBRIEF OLEA EUROPAEA L.

Immergrüner, über 1000 Jahre alt werdender Baum aus der Familie der Ölbaumgewächse, Oleaceae. Der Echte Ölbaum erreicht eine Höhe zwischen 10 und 16 Metern. Charakteristisch sind sein knorriger, zerfurchter Stamm und die üppige, silbrig schimmernde Blattkrone. Bei jungen Bäumen ist der Stamm noch glatt und grau, mit jedem Lebensjahr wird dieser jedoch dunkler, spröder und verkrümmter. Die Blätter selbst sind immergrün und erneuern sich etwa alle drei Jahre. Sie fühlen sich ledrig an, erinnern in Form und Größe an Weidenblätter, sind an der Unterseite behaart und silbriggrau gefärbt. Von April bis Juni hängen kleine weiße Blüten in Rispen von den Ästen herab und verströmen einen zarten, angenehmen Duft. Die Frucht des Ölbaums ist eine der Pflaume ähnelnde Steinfrucht mit einer dünnen Fruchthaut und sehr ölreichem Fruchtfleisch (bis zu 50 Prozent). Der harte Steinkern enthält meist nur einen ölreichen Samen.

Der Ölbaum ist eine äußerst genügsame und bescheidene Kulturpflanze, die sich im Lauf der Zeit auch an extreme Klimabedingungen und Vegetetionszonen vorzüglich angepasst hat.

und Früchte trägt. Wahrlich bescheiden. Und so gedeiht diese alte Kulturpflanze sowohl in der Ebene als auch im Hügelland auf allen Böden, und seien sie noch so steinig, trocken und karg. Im gemäßigten Klima des Mittelmeerraums mit geringen Temperaturschwankungen, langen, heißen und trockenen Sommern sowie milden Wintern mit verhältnismäßig wenig Regen und Nachtfrösten herrschen die für Olea europaea idealen Wachstumsbedingungen. So kommt es nicht von ungefähr, dass in den Ländern rund um das Mittelmeer über 80 Prozent der weltweit 800 Millionen Olivenbäume wachsen. Denn obgleich der Olivenbaum heute auf jedem Kontinent zu finden ist, liegt sein Hauptanbaugebiet nach wie vor in seiner ursprünglichen Heimat: dem mediterranen Raum.

Der Ölbaum im Jahreslauf

Im April erwacht der Olivenbaum zu neuem Leben: An den im vergangenen Jahr gewachsenen Zweigen bilden sich Knospen, aus denen bis etwa Oktober neue Triebe entstehen werden, und die ersten Blüten öffnen ihre kleinen Köpfchen. Bis in den

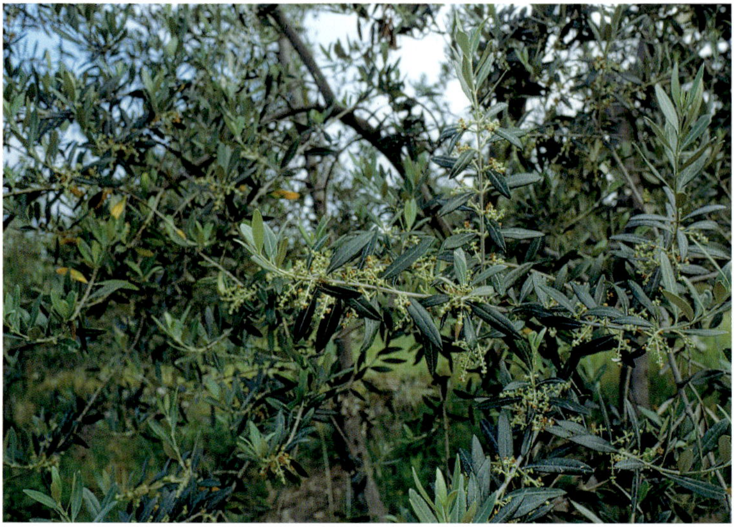

Der Ölbaum ist eine der ältesten Kulturpflanzen der Erde. Seine ursprüngliche Heimat ist die Region um das östliche Mittelmeer.

WIE PHOENIX AUS DER ASCHE

Im Winter der Jahres 1956 wurde Südfrankreich von für diese Region ungewöhnlich strengen und lang anhaltenden Frösten heimgesucht. In deren Folge verfärbten sich die Blätter der Ölbäume schwarz, fielen herab und die Äste wurden brüchig. Was den Olivenbauern noch einzig zu bleiben schien, war ihre erfrorenen Schützlinge in Brennholz zu verwandeln. Doch kaum erwärmten die ersten Frühjahrstage die Erde, zeigten sich an den vermeintlich abgestorbenen Ölbäumen junge, zartgrüne Triebe, die sich einen Weg durch das rissige, schwarze Holz zur Sonne bahnten. Aus der Sache mit dem Brennholz wurde folglich nichts, denn im Herbst brachten die Olivenbäume wieder Ernte, wenngleich auch nicht ganz so reich wie in den vorangehenden Jahren.

Juni hinein, abhängig von Standort und Klima, ist der Ölbaum dann mit winzigen weißen Blüten übersät, die in Rispen von den Ästen hängen und die Luft mit ihrem zarten, überaus angenehmen Duft erfüllen. Während dieser Zeit erscheint der sonst silbrig schimmernde Baum durch die zahllosen Blüten im elfenbeinfarbenen Gewand. Die Bestäubung erfolgt durch den Wind und nicht durch Insekten; obwohl der Olivenbaum recht üppig blüht, kann es deshalb passieren, das nur wenige Blüten befruchtet werden – auf etwa zwanzig Blüten kommt im Durchschnitt nur eine einzige Olive. Sobald die Blüten zu welken beginnen, entwickeln sich etwa im Juni aus den Fruchtknoten der befruchteten Blüten kleine Fruchtansätze, nicht mehr als stecknadelkopfgroß. Langsam und gemächlich, über den ganzen Sommer hinweg, setzt sich um den Olivenkern das Fruchtfleisch an und wird allmählich dicker.

Ölbäume können sehr alt werden. Ab dem siebten Jahr tragen die Bäume erstmals Früchte. Erst im Alter von etwa 20 Jahren erreichen Olivenbäume ihre volle Fruchtbarkeit und bringen einträgliche Olivenerträge.

Die Zeit der Reifung

Während der heißen Jahreszeit verlangsamt sich das Wachstum des Ölbaums und damit auch das Reifen seiner Früchte, denn er muss Hitze und Trockenheit trotzen und benötigt so einen großen Teil seiner Kraft, um mit seinen Wurzeln tief im Erdreich nach Wasser zu suchen. Im Herbst tauschen die Früchte des Olivenbaums ihr gelbliches Äußeres endlich gegen ein zartes Grün ein: Der Reifeprozess beginnt. Nun verwandelt sich der Fruchtzucker und die Fruchtsäure der Oliven in Öl; Biologen nennen diesen Vorgang Lipogenese (von Lipiden, Fetten). Die Bildung von Öl dient eigentlich dazu, die Olive resistent gegen Hitze zu machen und so die Vermehrung der Pflanze zu sichern – eine kluge Taktik der Natur, die sich die Menschheit seit Jahrtausenden zu Nutze macht.

Farbenspiel

Die unterschiedliche Färbung von Oliven zeigt nicht verschiedene Arten, sondern ihren Reifegrad an; die grünen Oliven sind unreif, die schwarzen erntereif. Unter Feinschmeckern gelten die mittelreifen, bräunlichen Oliven mit dem zartvioletten Schimmer als die besten.

Der Vorgang der Ölbildung zeigt sich nach außen in einem erneuten Farbenwechsel: Aus dem unreifen grünen »Olivenkind« wird ein violett gefärbter Jüngling, der sich mit zunehmender Reife immer dunkler zeigt. Währenddessen entwickelt die Olive beständig Öl. Ist sie schließlich vollständig ausgereift, beträgt der Ölanteil, je nach Sorte, zwischen 15 und 35 Prozent. In diesem Stadium lässt sich die Olive auch leicht vom Zweig lösen, denn solange sie noch grün und unreif ist, ist sie fest mit diesem verwachsen und kann nur schwer gepflückt werden. Ab Oktober, abhängig vom Anbaugebiet und vom gewünschten Reifegrad der Oliven, kann die Ernte beginnen. Deren genauer Zeitpunkt ist von Land zu Land, von Jahr zu Jahr und sogar von Olivenhain zu Olivenhain sehr unterschiedlich – in jedem Fall müssen die Ölfrüchte jedoch vom Baum, bevor der erste Frost einsetzt. Danach begibt sich der Ölbaum für eine Weile zur wohlverdienten Winterruhe und sammelt Kraft für das nächste Frühjahr.

Der Ölbaum in seinen verschiedenen Lebensphasen

Neben den jahreszeitlichen Zyklen unterliegt der Olivenbaum auch verschiedenen Wachstumsperioden, die er während seines Lebens durchläuft.

In den ersten fünf bis sieben Jahren entwickelt er sich, ohne Früchte zu tragen. Vom siebten bis zwanzigsten Lebensjahr wächst er beständig und bringt die ersten Ernten ein. Im Alter von etwa zwanzig Jahren erreicht er dann seine volle Fruchtbarkeit. Der durchschnittliche Ernteertrag liegt bei 40 Kilogramm Oliven pro Baum.

Im Alter von 35 Jahren hat sich der Olivenbaum schließlich vollständig entwickelt und trägt nun für die nächsten hundert Jahre regelmäßig Früchte. Die Ernte fällt jedoch nicht jedes Jahr gleich üppig aus – diese so genannte »Wechseljährigkeit der Produktion« benötigt der Ölbaum, um sich zu erholen und danach wieder voll leistungsfähig zu sein. Mit etwa 150 Jahren beginnt er langsam zu altern – die Ernteerträge werden weniger, die unteren Äste sterben ab und manchmal spaltet sich der Stamm.

Eine alte Regel der Olivenbauern besagt, dass es drei Generationen dauert, bis ein Ölbaum Nutzen bringt: Der Großvater pflanzt ihn, der Vater beschneidet ihn und der Sohn erntet die Früchte und presst das Öl.

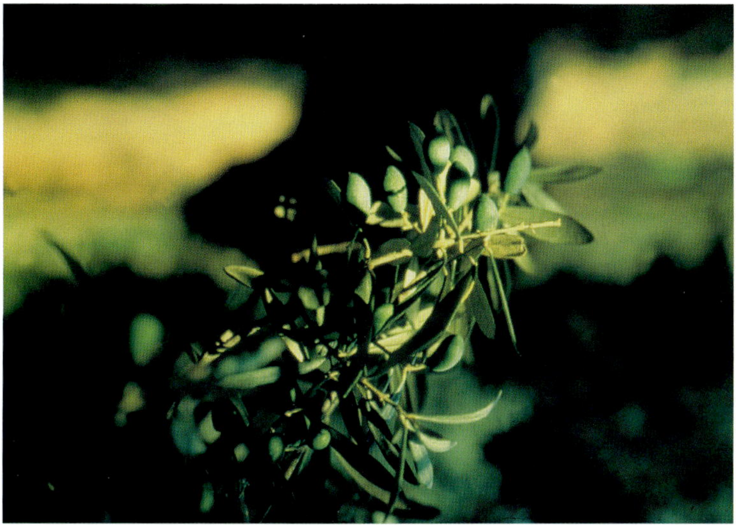

Nach fünf Jahren blüht der Olivenbaum erstmals. Im Lauf des Sommers bilden sich die Früchte, die Oliven.

Vom Fruchtsaft der Götter

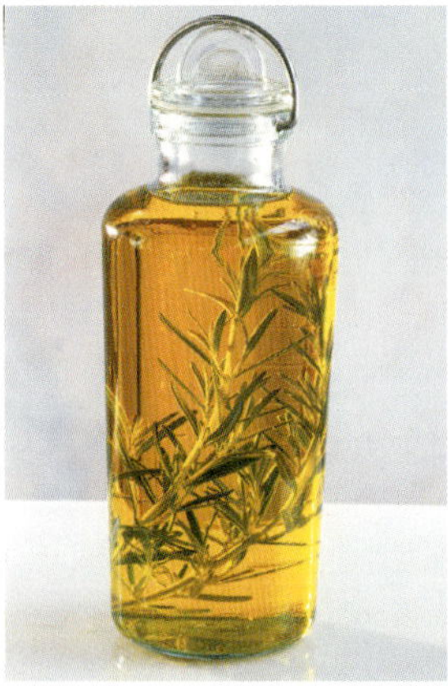

Olivenöl – »Nektar der Götter«.

Olivenöl, jener köstliche Nektar der Götter, wurde schon in der Antike als heiliges, kostbares und gesundheitlich wertvolles Gut verehrt. Bereits von Homer als »flüssiges Gold« gepriesen, feiert es heute eine berechtigte Wiedergeburt. Dem gegenwärtig einsetzenden Boom des Olivenöls liegt jedoch nicht nur die wachsende Beliebtheit der mediterranen Küche zu Grunde. Sein hoher gesundheitlicher Wert und die große Palette an Verwendungsmöglichkeiten, unter anderem als heilkräftige Medizin oder als wirkungsvolle Körperpflege, haben das Olivenöl auch in die Küchen und Hausapotheken jener Länder geführt, in denen es auf keine so lange Tradition zurückblicken kann wie im Mittelmeerraum.

Das flüssige Gold des Südens

Olivenöl war nicht nur eines der Hauptnahrungsmittel in den Ländern der Antike. Es wurde auch in der Kosmetik, und bei der Massage verwendet.

Die antiken Kulturen brachten ihre besten Früchte und ihre besten Eigenschaften auf den kärgsten Böden hervor – dafür liefern beispielsweise die Hügel, Weinberge und Olivenhaine der Toskana oder die Ölbäume in den schroffen Bergregionen Kretas und Andalusiens einen überzeugenden Beweis. Olivenöl, dieses uralte Produkt südlicher Böden und Sonnenstrahlen, Inbegriff einer Kultur, wird nicht nur als Nahrungsmittel geschätzt, sondern ist auch Ausdruck einer Lebensart, in der schlichte Zurückhaltung und unverfälschte Genussfreude keine Gegensätze sind. Man sieht ihm nicht unbedingt an, wie der »gesegnetste unter den Bäumen« gehegt und gepflegt werden muss. Um Ihnen davon einen Eindruck zu vermitteln wie viel Mühe und Arbeit dahinter stehen, erfahren Sie in diesem Kapitel auf welchen Wegen das flüssige Gold – zunächst noch »wohl verpackt« in der Olive – vom Baum in die Flasche kommt.

Vom Baum in die Flasche

Nachdem Herakles heute nicht mehr, wie er es der Sage nach im antiken Hellas tat, auf die Erde kommt und mit seinem Stab einen Ölbaum aus der Erde hervorzaubert, müssen die Menschen das Pflanzen wohl oder übel selbst übernehmen. Dazu haben sie im Lauf der Jahrtausende eine ganze Reihe von verschiedenen Techniken ersonnen, ebenso wie zur Gewinnung des Öls, denn auch dieses kommt nicht mehr wie früher als Geschenk der Götter vom Himmel herab.

Ein neuer Ölbaum entsteht

Die Aufzucht und Pflege der Olivenbäume verlangt dem Bauern viel Arbeit und Geduld ab.

Wenn man die Vermehrung nicht dem Zufall der Natur überlassen möchte, bedarf es zur Aufzucht eines Ölbaums aus einem Samenkern einiger Geduld. Bevor dieser im Herbst in die Erde wandern soll, muss er erst in ein Soda-Wasser-Gemisch gelegt, dann gründlich abgewaschen und achtzehn Monate gelagert werden. Drei bis vier Monate später sprießt dann, sofern der Winter nicht zu streng war, ein kleines Olivenpflänzchen aus der Erde. Weit verbreitet ist auch das Pflanzen fertiger, junger Setzlinge, die im Gewächshaus herangezogen und dann direkt ins Freie ausgebracht werden. Aus Setzlingen gezogene Olivenbäume beginnen nach fünf bis sieben Jahren Früchte zu tragen, samengezogene nach etwa zehn Jahren. Doch so richtig »voll im Saft« steht ein Olivenbaum erst nach etwa zwanzig Lebensjahren – dann hat er seine volle Ertragsfähigkeit erreicht.

Ein ausreichend großer Abstand zwischen den einzelnen Olivenbäumen sollte eingehalten werden. Denn dadurch können

In früheren Zeiten waren reine Olivenhaine eine Rarität – man pflanzte die Ölbäume gemeinsam mit Weinstöcken und Getreide auf ein und demselben Feld. Heute dagegen bestehen die Olivenhaine fast überall in den klassischen Anbauregionen ausschließlich aus Olivenbäumen.

sich die Wurzeln kräftiger und vor allem weit reichender entfalten; und ein größerer Wurzelradius lässt den Baum deutlich mehr Nährstoffe aus der Erde aufnehmen. Darüber hinaus bedingt ein großer Pflanzabstand einen natürlichen Schutz vor Schädlingen, da diese nicht so leicht von einem Baum zum anderen gelangen.

Ein Platz an der Sonne

Obgleich der Ölbaum überaus widerstands- und anpassungsfähig ist, stellt er doch einige – wenn auch nur äußerst bescheidende – Ansprüche.
So wünscht er sich beispielsweise einen Standort, an dem er das ganze Jahr, auch in den Wintermonaten, ausreichend von der Sonne beschienen wird. Denn ihr Licht bestimmt nachhaltig über Wachstum und Fruchtbarkeit des Ölbaums und damit auch über die Qualität seiner Früchte und des daraus gewonnenen Öls. Ähnlich verhält es sich beim Boden: Dieser sollte stets durchlässig sein und sich dadurch schnell in der Sonne erwärmen können.

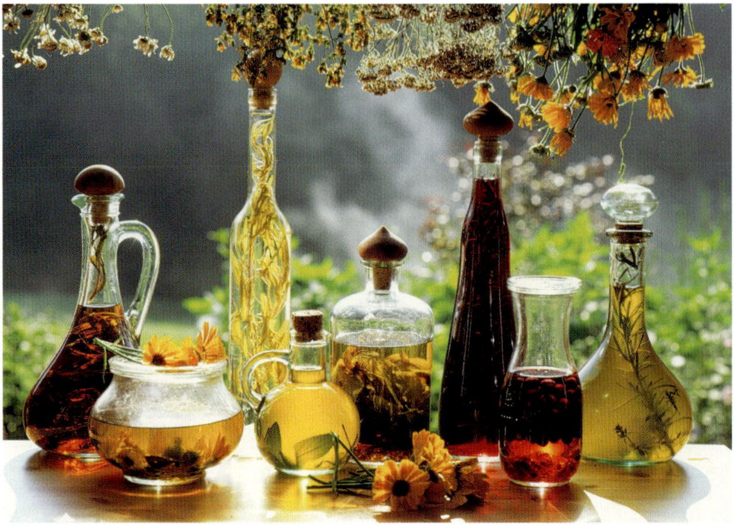

So vielfältig Farbe und Geschmacksrichtungen der unterschiedlichen Olivenöle sind, köstlich und bekömmlich sind sie alle.

CHEMIEFREIER ANBAU

Vor allem die Olivenöle aus der Toskana sind dafür bekannt, dass sie von Oliven stammen, die natürlich und ohne chemische Dünge- und Pflanzenschutzmittel angebaut werden. Die Olivenhaine im »Chianti-Land« zwischen Florenz und Siena haben den Vorteil, zwischen weitläufigen Waldflächen zu liegen, die bereits einen Großteil der Schädlinge herausfiltern. Zudem verfügen die ländlichen Regionen der Toskana noch über einen großen Bestand an Singvögeln, die ihren Teil dazu beitragen, unerwünschten Besuchern in den Olivenhainen den Garaus zu machen. Falls diese natürlichen Pflanzenschutzmaßnahmen nicht ausreichen – was selten vorkommt – bleibt immer noch der Griff zu Kupfer und Kalk, mit denen die Olivenbäume gespritzt werden.

Ohne Pflege kein Ertrag

Wenn auch im Talmud, den gesammelten Lehren der alten Rabbiner, geschrieben steht, dass »es leichter ist, einen Olivenhain zu pflegen, als einen Sohn Israels großzuziehen«, ist doch seit Jahrtausenden bekannt, dass man dem Ölbaum ein wenig Aufmerksamkeit angedeihen lassen muss, wenn man sich reiche Ernte von ihm erwartet. Die alten Griechen und Römer hatten deshalb ganz explizite Anleitungen zur Pflege eines Olivenhains, an denen sich bis zum heutigen Tag nicht viel geändert hat: Drainage, also Lockerung des Bodens, um ihn durchlässiger zu machen, hacken oder pflügen, in Maßen beregnen oder tröpfchenweise bewässern und hin und wieder düngen. Darüber hinaus benötigen Olivenbäume, sollen sie groß und kräftig werden, regelmäßigen Schnitt. Dies geschieht in zwei Schritten: Der erste hat zum Ziel, den Baum zu formen und überflüssige Triebe zu entfernen; er wird an ganz jungen Bäumen

Schon die alten Griechen und Römer wussten um die nötige Pflege der Ölbäume: Boden lockern, gießen, düngen und beschneiden.

vollzogen und passend »Erziehungsschnitt« genannt. Der zweite Schnitt dient dazu, den Baum in seinem Rhythmus der wechseljährigen Fruchtbarkeit zu unterstützen und ermöglicht eine gewisse Regulation des für gewöhnlich zweijährigen Zyklus, in dem ein Olivenbaum voll trägt. Generell ist es heute üblich, einen Ölbaum auf etwa sechs Meter zurückzuschneiden, um seine Pflege und später auch die Ernte zu erleichtern.

Solange die Wurzeln eines Olivenbaums nicht beschädigt wurden, übersteht der Baum Verwahrlosung, Frost und anderen Unbill – die Wurzeln werden immer wieder ausschlagen und neue Triebe entwickeln. Deshalb sieht man in den Olivenhainen oftmals junge Bäume, die auf jahrtausendealten Wurzeln gründen.

Erntezeit im Olivenhain

Die Zeit der Olivenernte beginnt im Mittelmeerraum im Oktober und zieht sich bis in den Januar hinein – das genaue Erntedatum ist von Jahr zu Jahr, von Anbauregion zu Anbauregion und von Olivensorte zu Olivensorte unterschiedlich. In der Toskana beispielsweise beginnt die Ernte meist Mitte November und endet etwa Mitte Dezember, ganz selten auch erst im Januar. An Weihnachten ist dann das Olio nuovo, das langersehnte neue Öl da, welches mit etwas frischem Knoblauch auf geröstetem Weißbrot genossen wird; eine uralte toskanische Spezialität zur Weihnachtszeit.

Von Sonnenscheindauer und Anzahl der Regentage hängt es ab, wann die Oliven reif zur Ernte sind. Auch der Ertrag fällt je nach Sorte und natürlich auch je nachdem, wie sonnenreich das Jahr war, verschieden üppig aus. Hinzu kommt, dass ein Olivenbaum nur alle zwei Jahre »voll trägt«, wie es im landwirtschaftlichen Fachjargon heißt. In der Zwischenzeit ruht er sich gewissermaßen aus, um in der nächsten Saison wieder den vollen Ertrag bringen zu können.

Eine alte Tradition

In fast allen Anbauregionen werden die Oliven noch wie vor Jahrtausenden geerntet – nämlich von Hand. Nur selten nehmen technische Geräte, beispielsweise elektrische Rüttelmaschinen oder über der Schulter der Erntearbeiter getragene Sauggeräte, den Heerscharen der Pflückerinnen und Pflücker ihre mühevolle und zeitintensive Arbeit ab. Das ist auch gut so, denn das beste und hochwertigste Olivenöl ist und bleibt jenes aus handverlesenen Oliven. Das Pflücken von Hand ist nun einmal die schonendste Art des Erntens, wenngleich auch immer weniger junge Leute bereit sind, in die Fußstapfen ihrer Eltern und Großeltern zu treten, um dieser alten Tradition den Fortbestand zu sichern.

»An Allerheiligen die Olive in der Hand, an Weihnachten das neue Öl.«

Provenzalisches Sprichwort

Die verschiedenen Erntetechniken

Im Laufe der Jahrtausende haben sich, abhängig vom Anbaugebiet, verschiedene Erntemethoden entwickelt. Ganz grob lassen sich diese Ernteverfahren folgendermaßen unterscheiden:

- Das Pflücken von Hand, italienisch »brucatura« genannt, ist die aufwendigste und schwierigste, aber auch die beste Methode, da hierbei die Früchte am meisten geschont werden und später auch das beste Öl liefern.

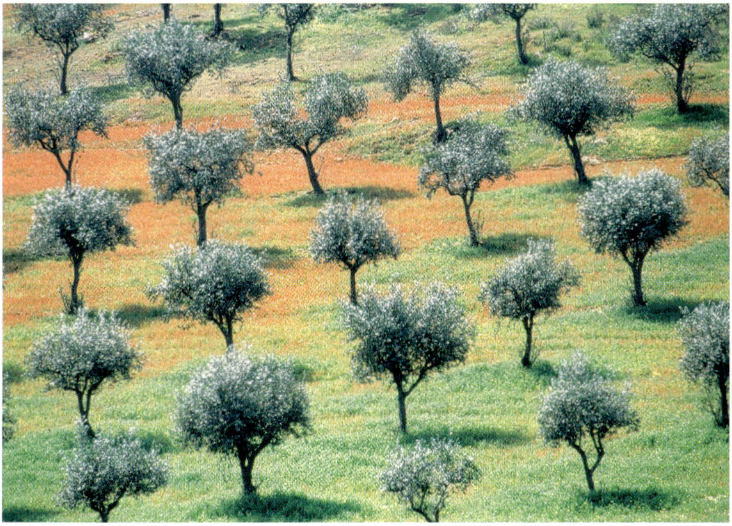

Über 70 Prozent der in der Mittelmeerregion beheimateten Ölbäume stehen in Italien, Spanien, Frankreich, Portugal und Griechenland.

Die Olivenernte ist mühevolle Handarbeit, die großer Sorgfalt und Schnelligkeit bedarf.

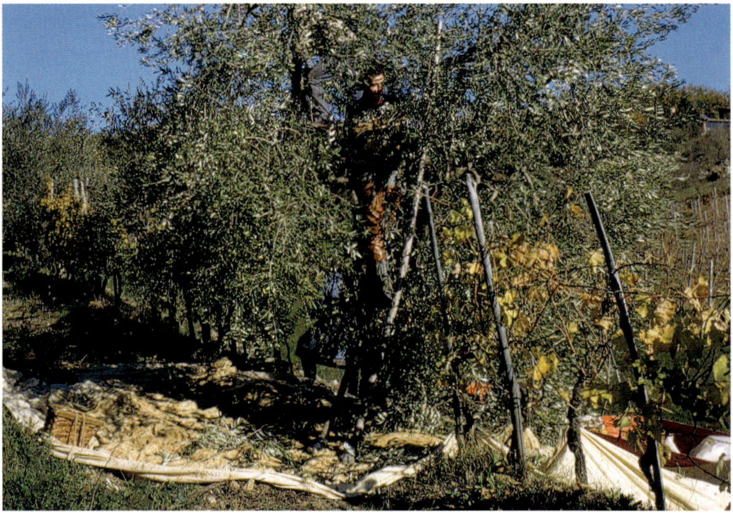

»Man fängt nun an, die Oliven abzulesen. Sie tun es hier mit den Händen, an anderen Orten schlagen sie mit Stöcken drein. Kommt ein frühzeitiger Winter, so bleiben die anderen bis gegen das Frühjahr hängen. Heute habe ich auf sehr steinigem Boden die größten, ältesten Bäume gesehen.«

Johann Wolfgang von Goethe 1786 in seiner »Italienischen Reise«

- Auch das Abschlagen der Oliven, das »bacchiatura«, mit langen Stöcken erfordert große Umsicht und viel Erfahrung, damit nicht versehentlich junge Triebe verletzt werden. Die Früchte fallen in unter dem Baum ausgebreitete Netze oder »Fallschirme« – früher waren es echte, seidene Fallschirme aus dem Krieg, heute sind sie meist aus Nylongaze. Anschließend werden die Oliven heraussammelt, in luftdurchlässige Körbe oder Kisten gelegt und in das Lagerhaus gebracht, wo sie bis zum Pressen sorgfältig aufbewahrt und gelagert werden.
- Das Auflesen herabgefallener Früchte, das so genannte »raccatura«, ist keine besonders rationelle Methode und ergibt darüber hinaus auch kein gutes Öl, da die Oliven entweder bereits überreif und verdorben sind oder beim Fallen beschädigt werden.
- Das »pettinatura« ist ein wenig gebräuchliches Verfahren, bei dem die Finger oder ein speziell für diesen Zweck gefertigter Holzkamm durch die mit Früchten behangenen Zweige gezogen werden.

Ein empfindliches Früchtchen

Oliven sind äußerst druckempfindlich, weshalb beim Lösen der Früchte vom Zweig sehr genau darauf geachtet werden muss, sie nicht zu fest anzufassen und zu beschädigen, andernfalls leidet die Qualität des Öls. Oliven zu ernten erfordert einiges an Erfahrung und Fingerspitzengefühl. Was man darüber hinaus braucht, ist ein gnädig gestimmter Petrus: Regnen sollte es während der Erntezeit auf keinen Fall, denn auch auf Feuchtigkeit reagieren die Oliven im wahrsten Sinn sauer. Dies beschleunigt den natürlichen Abbauprozess, die Fermentation, und erhöht den Säuregehalt der Oliven. Aufgrund dessen sollten auch, einerlei wie die Oliven geerntet wurden, zwischen der Ernte und dem Pressen nicht mehr als vier bis fünf Tage verstreichen. Je länger Oliven lagern, desto mehr Säure entwickeln sie und dies ist, wie Sie auf Seite 32 noch genauer lesen werden, der Qualität des Öls äußerst abträglich. Generell gilt: Je später im Jahr die Oliven geerntet werden, desto schneller sollten sie in die Ölmühle wandern.

Es gibt weder grüne noch schwarze Oliven. Jede Olive ist zunächst grün und wechselt dann je nach Reifegrad die Farbe: von grünbraun marmoriert über tiefblau bis zu schwarz. Der Reifezustand dauert etwa 14 Tage.

Hoher Aufwand hat seinen Preis

Die Ernte ist der aufwendigste und kostenintensivste Teil des Olivenanbaus. Selbst ein sehr guter Pflücker schafft pro Stunde nur neun bis zehn Kilogramm Oliven. Für einen Liter Öl benötigt man, je nach ihrem Ölgehalt, vier bis fünf Kilogramm Früchte, und so kommt es, dass der Ernteertrag zu 50 Prozent den Verkaufspreis des Olivenöls bestimmt. Falls Sie sich also schon einmal gefragt haben, weshalb Olivenöl – vorausgesetzt, es handelt sich um qualitativ hochwertiges – eigentlich so teuer ist, sollten Sie einmal bei der Olivenernte zusehen oder gar mithelfen. Wenn man sich vor Augen führt, wie viel harte Arbeit in jedem einzelnen Liter Öl steckt, beantwortet sich die Frage nach dem hohen Preis von selbst. Zudem: Sind einige Tropfen Gesundheit nicht ihr Geld wert?

Selbstverständlich haben sich die technischen Methoden der Herstellung von Olivenöl über die Jahrhunderte hinweg nachhaltig verändert. Gleich geblieben ist hingegen der hohe Qualitätsstandard: Olivenöl wird stets rein und ohne jegliche Zusatzstoffe gepresst.

Vom Mörser zur hydraulischen Presse

So alt wie die Olivenbaumkultur ist die Methodik zur Verwertung der Oliven. Obwohl inzwischen neuer und effizienter, arbeiten die Ölpressen heute im Grunde nach dem gleichen Prinzip wie vor tausenden von Jahren. Wenn auch nicht ganz so primitiv wie beispielsweise im alten Palästina, wo man die geernteten Oliven einfach in einen Korb legte, aus dem dann das Öl – vom Eigengewicht der Früchte »ausgepresst«– tropfenweise in einen darunter gestellten Behälter lief. Oder wie in Syrien, wo die Oliven in einem Mörser zu Brei zermahlen, dieser in einen Tonkrug gefüllt, mit warmem Wasser vermischt und das sich an der Oberfläche absetzende Öl mit der Hand abgeschöpft wurde. Diese urtümlichen Techniken wurden jedoch schon bald abgelöst. Die ersten der Nachwelt erhalten gebliebenen Ölmühlen, etwa jene aus Pompeji, datieren auf das fünfte bis vierte Jahrhundert v. Chr. und bestanden aus Mahlsteinen, einer Presse und mehreren Becken zum Dekantieren, also zum Abgießen des Öls vom Bodensatz. Um die Oliven zu zermahlen und das Öl freizusetzen, wurden die beiden runden

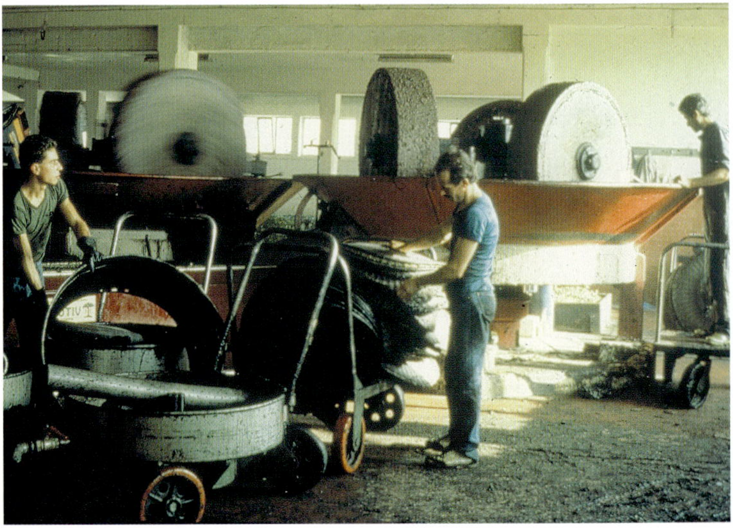

Durch die mechanische Pressung des Ernteguts ist es heute möglich, Olivenöl in unterschiedlichen Qualitäten und Geschmacksrichtungen zu erzeugen.

Mahlsteine entweder von Hand gedreht oder von Eseln, Maultieren oder Kamelen angetrieben. Anschließend strich man die geschmeidige Olivenmasse auf runde Hanfmatten auf, die aufeinander gestapelt und unter einem ganz bestimmten Druck gepresst wurden. Das Öl, das aus den Matten in die Presse floss, war mit dem bitteren Fruchtsaft und Fruchtfleischrückständen der Oliven vermischt und musste in mehreren Durchgängen gereinigt werden.

Jene Olivenbauern, die keine eigene Ölmühle besitzen, vereinbaren schon lange im Voraus Termine mit ihren Auftragsmühlen, damit die Oliven möglichst rasch nach ihrer Ernte gepresst werden und es zu keinen langen Wartezeiten kommt.

Waschen, mahlen, pressen

Wie schon erwähnt, hat sich an dem Verfahren der Ölgewinnung nicht viel verändert, nur die Gerätschaften sind heute andere: die schweren Mahlsteine werden heute nicht mehr von Hand, von Eseln oder Kamelen bewegt, sondern elektrisch betrieben und es gibt nur noch eine einzige Pressung, die hydraulisch erfolgt.

Bevor die geernteten Oliven aus ihren Kisten oder Körben, in denen sie gut geschützt vor Tieren und Ungeziefern in den Lagerräumen und Scheunen stehen, in die Mahlmaschine kommen, werden sie in Säcke abgefüllt. Auf diesen ist genau vermerkt, von welchem Olivenbauern das betreffende Erntegut stammt – so kann es nicht zu Verwechselungen kommen. Dann werden die Säcke gewogen und das Gewicht in Listen festgehalten. Anschließend wandern die Oliven in die Ölmühle, wo sie sorgfältig gewaschen und von Blattwerk befreit werden.

Danach geht es zur Sache: Im Kollergang, einer Art riesigen Schüssel mit zwei hochkant stehenden rotierenden Granitsteinen, werden die Früchte eine gute halbe Stunde lang bei 25 bis maximal 30 °C zu einem zähen Brei zerquetscht. Dieser wird auf Matten aufgebracht und hydraulisch gepresst. Die Pressung ist das heikelste an der Ölgewinnung. Sie darf nur ganz behutsam und vor allem nur bei niedrigen Temperaturen, keinenfalls über die menschliche Körpertemperatur hinaus, erfolgen. Den in der Olive enthaltenen Stoffen, vor allem den Vitaminen, sind 28 °C am zuträglichsten. Pressungen, bei denen wie früher Hitze (zum Teil bis zu 40 °C) zugeführt wurde, gibt es heute nicht mehr, denn nur »kaltgepresstes« Öl enthält die wertvollen Inhaltsstoffe in vollem Umfang. Bei der Pressung entsteht eine Emulsion aus Öl und Fruchtwasser, deren Bestandteile in einer Zentrifuge voneinander getrennt werden. Und da ist es dann: Reines und natives, also natürlich entstandenes Olivenöl, dickflüssig und duftend, Produkt jahrtausendealter Kultur und Tropfen für Tropfen wertvoll und überaus gesund.

Ölgewinnung im »Schneckenrohr«

Neben diesem Verfahren zur Ölgewinnung bedient man sich heute immer mehr auch so genannter Endlosschneckensysteme. Dies sind große Anlagen mit langen Metallrohren, in denen die in der Olive enthaltene Flüssigkeit, das Öl und das Fruchtwasser mittels einer Zentrifuge von den restlichen festen Fruchtbestandteilen getrennt wird. In einer weiteren Zentrifuge wird das Öl dann vom Fruchtwasser abgeschieden.

Qualitativ hochwertiges Öl sollte nicht gefiltert sein, denn dabei gehen wertvolle Trübstoffe und Fruchtfleischanteile verloren; achten Sie auch beim Einkauf darauf.

Diese moderne Methode mag einem technisierter und weniger idyllisch als das traditionelle Pressen mit Matten (siehe Seite 25) vorkommen, sie liefert jedoch – wie Olivenanbauer versichern – eine bessere Ölqualität mit einem niedrigeren Säuregehalt.

Die Rückstände beim Pressen, den so genannten Ölkuchen, verfütterte man im Altertum an die Haustiere oder düngte damit die Felder; flüssige Überbleibsel dienten als Unkrautvertilgungsmittel oder als Schutz gegen Schädlingsbefall. Heute stellt man aus einem Teil der Olivenreste, dem Trester, das Oliventresteröl her, das beispielsweise als Viehfutter oder Heizmateial Verwendung findet.

Öl ist nicht gleich Öl

Wein, Oliven und Olivenöl haben vieles gemeinsam. Sie haben die gleiche Heimat und genießen als kostbares Geschenk der Natur große Wertschätzung. Zudem werden beide, Weintrauben und Oliven, von Hand gepflückt. Doch es gibt noch eine weitere wichtige Parallele zum Wein: die Vielfalt der Sorten. So wie sich ein Barolo vom Chianti, ein Bordeaux vom Sauvignon und ein Riesling vom Gewürztraminer unterscheiden, so verschieden sind auch die einzelnen Olivensorten und die daraus gewonnenen Öle.

Welche großen Unterschiede es bezüglich Geschmack, Farbe und Geruch unter den Olivenölen gibt, welche Kriterien die Qualität eines Öls bestimmen und worauf Sie beim Kauf sowie beim Umgang mit dem »flüssigen Gold« achten sollten, erfahren Sie in dem nun folgenden Abschnitt.

Die Vielfalt beim Olivenöl ist ähnlich groß wie beim Wein. Nicht nur hinsichtlich der verwendeten Olivensorten, des Fettsäuregehalts oder der Farbe unterscheiden sich die Olivenöle. Auch die Anbauregionen drücken dem »flüssigen Gold des Südens« ihren unverwechselbaren Stempel auf.

Eine unüberschaubare Vielfalt

Im Laufe ihrer langen Geschichte haben sich mindestens ebenso viele verschiedene Ölbaumarten und damit Olivenarten wie Traubensorten entwickelt.

Und ebenso wie bei Trauben wird auch bei Oliven unterschieden in Sorten zum Essen und Sorten, die sich ausschließlich zur Ölgewinnung eignen. Der römische Historiker und Schriftsteller Plinius der Ältere (23 bis 79 n. Chr.), berichtet in seiner »Naturalis historia« bereits von fünfzehn verschiedenen Olivensorten in Italien – heute sind es etwa 50 Sorten – deren Vorzüge, und auch jene ihres Öls, er seinen Lesern en détail vor Augen führt. Dabei schreibt er den einzelnen Sorten höchst unterschiedliche Eigenschaften zu; nicht nur hinsichtlich des Geschmacks, sondern auch ihre Heil- und Pflegewirkungen betreffend. Dies zeigt, dass es bereits vor 2000 Jahren in Italien eine große Auswahl an Oliven- und damit auch Ölsorten gegeben haben muss.

Von Olea europaea L. sind heute über 700 verschiedene Kulturformen bekannt, von der jede eine andere Olivensorte liefert.

Andere Länder, andere Sorten

Die bekanntesten Oliven Italiens sind heute die »Ascolane«, eine kleine grüne Olive in Salzlake, die »Gaeta«, schrumpelige, dunkle Ölfrüchte aus Apulien und die »Liguria«, eine braune, kleine und sehr wohlschmeckende Sorte. In der Toskana gibt es daneben vier weitere Olivensorten, »Frantoio«, »Leccino«, »Moraiolo« und »Coragiolo«, die bis auf die Zeiten der alten Etrusker zurückgehen. Aber auch in den anderen Olivenanauländern war und ist die Palette sehr breit. So gibt es in Spanien 30 verschiedene Olivensorten, aus denen Öl gewonnen wird, weitere vier dienen als Tafeloliven – besonders die großen, in Salzlake eingelegten »Gordial«. Andere Olivenliebhaber bevorzugen dagegen die »Kalamata« aus Griechenland, große, mandelförmige Früchte in süßlicher Lake. Mit einer ebenfalls großen Auswahl kann Südfrankreich aufwarten: Allein in der Region rund um Nizza zählte man Ende des letzten Jahrhunderts über 40 verschiedene Sorten; beispielsweise die grünen »Picholines« oder die kleinen schwarzen »Tanche« und »Olive de Nice«. Wer schon einmal über einen der südfranzösischen Wochenmärkte gebummelt ist, weiß um das geradezu verwirrend umfangreiche Angebot an Olivensorten in diesem Gebiet.

Durch Salzlake erst genießbar

Wer schon einmal eine Olive frisch vom Baum gekostet hat, weiß, dass diese im Rohzustand nicht gerade zu den Gaumenfreuden zählen. Erst ein Bad in Salzlake macht die Ölfrüchte genießbar, denn dies entzieht ihnen die Bitterstoffe, macht sie weich und konserviert sie. In der Toskana wird aus 110 Gramm Meersalz und einem Liter Wasser eine konzentrierte Salzlösung – entspricht in etwa dem Salzgehalt des Toten Meers – hergestellt, die man kurz aufkocht und in die man dann die Oliven hineingibt. Nach 48 Stunden Salzbad wird noch einmal

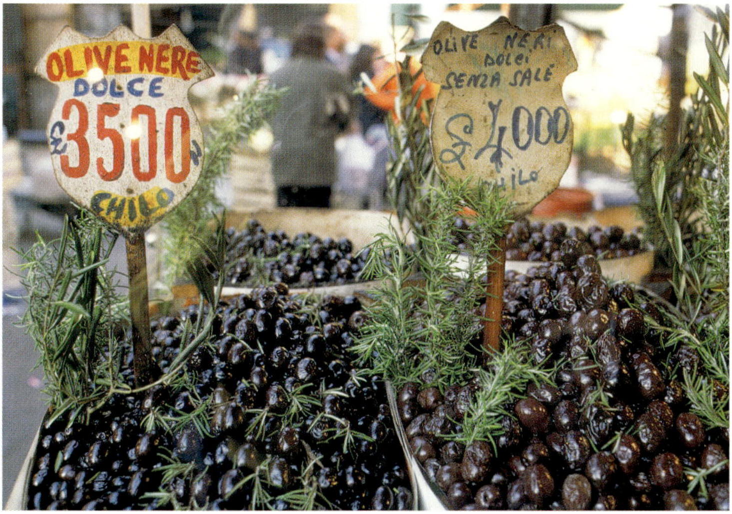

Oliven, Oliven, Oliven – welche Sorte Sie bevorzugen, ist einzig und allein eine Frage des persönlichen Gustos.

kurz erhitzt und weitere zwei Tage gewartet. Dann nimmt man die Oliven heraus, lässt sie mehrere Wochen trocknen, legt sie in Olivenöl oder friert sie ein.

Verschiedene Marinaden zum Einlegen

Jedes Anbaugebiet hat seine eigenen, oftmals geheimen Rezepte zum Einlegen der Oliven, die als typische Spezialitäten der betreffenden Region gehandelt werden. Auch beim Marinieren ist die Vielfalt groß – seien es Oliven, die mit oder ohne Gewürze eingelegt sind oder aber solche, die gemeinsam mit Limonenstücken in den Tonkrug, das üblichste Aufbewahrungsgefäß für Oliven, wandern. Sehr beliebt ist auch das Marinieren mit einem Bouquet aus Kräutern der Provence, einer Mischung aus Basilikum, Lavendel, Thymian, Fenchel, Salbei und Rosmarin sowie das Einlegen mit Knoblauchzehen.

Tafeloliven sollten Sie stets komplett mit Öl bedeckt, dunkel und kellerkühl (zwischen acht und zehn Grad Celsius) aufbewahren. Auf diese Weise bleiben sie bis zu zwei Jahre haltbar.

Die Geschmäcker sind verschieden

Die vielen verschiedenen Olivenarten, die einzelnen Anbauregionen sowie die Wahl des Erntezeitpunktes bedingen eine

In guten Feinschmeckerrestaurants in Italien werden zum Teil um die 30 verschiedene Olivenölsorten angeboten. Wer sich auf eine Verkostung einlässt, stellt schnell fest, dass Olivenöl nicht gleich Olivenöl ist.

unendliche Geschmacks- und Farbvielfalt der daraus gewonnenen Öle und verleihen ihnen ihren unverwechselbaren Charakter: Ob herb oder weich, fruchtig oder mild, kräftig oder elegant, leicht oder bitter, ob zartgelb und durchsichtig, goldfarben oder olivgrün-milchig – kein anderes Pflanzenöl bietet eine solche Auswahl. Zu dem typischen Fruchtgeschmack gesellt sich häufig der Duft von Äpfeln, Artischockenblättern, frischen Kräutern oder Mandeln.

Welches Öl man bevorzugt, ist reine Geschmacksache. Und da die Geschmäcker nun einmal verschieden sind, wird jeder nach einer gewissen Zeit sein ganz bestimmtes Lieblingsöl herausfinden. Auch hier besteht wieder eine Parallele zum Wein: Man muss probieren und sich dann entscheiden. Um den Geschmack zu testen, empfiehlt es sich übrigens, einige Tropfen auf die Handflächen zu geben, diese aneinander zu reiben und dann das Aroma vom Handballen zu erschnuppern. Die solcherart fachkundig durchgeführte Prüfung garantiert Ihnen den Respekt des stolzen Gastgebers oder Wirts im Restaurant.

Auf die Probe gestellt

Um die Qual der Wahl etwas zu erleichtern, werden die Olivenöle von professionellen Verkostern »organoleptisch« charakterisiert, also nach dem beurteilt, was ein Mensch sinnlich wahrnehmen kann: Geschmack, Farbe und Geruch. Ein erfahrener Ölverkoster kann anhand dieser sensorischen Analyse exakt die Anbauregion »erriechen« und »erschmecken«. Die Geschmacksproben werden alljährlich, sobald das neue Olivenöl gepresst ist, unter strengen Richtlinien der Europäischen Kommission und lokaler Institutionen durchgeführt. Dazu gehört, dass die zu verkostenden Öle in blauen Flaschen vorgeführt werden, damit die Farbe eines Öls nicht zu viel verrät. Ebenso muss jedes Öl eine Temperatur von genau 28 °C haben, dann erst darf mit einem kleinen Löffelchen verkostet werden.

Bei ihrer Beurteilung bedienen sich die »Organolepten« eines eigenen Vokabulars: So weiß in Fachkreisen jeder sofort Bescheid, wenn der Geschmack eines Öls etwa als erdig, grob oder wurmartig bezeichnet wird. Die Flaveurs von Ölen geben den Experten auch Auskunft darüber, wie ein Öl gewonnen wurde und welche Fehler bei der Produktion unterlaufen sind. Es gibt Öle, die zu lange Kontakt mit Metalloberflächen hatten und dann metallisch schmecken. Sind die Maschinen in der Ölmühle nicht genügend gereinigt worden, hat das Öl einen schmierstoffartigen Geschmack.

Olivenölexperten merken bereits beim Probieren eines Öls, ob das Produkt bei der Herstellung verunreinigt wurde. Für Laien sind derartige Beeinträchtigungen in der Regel nicht feststellbar. Vermeiden Sie deshalb beim Kauf möglichst industriell hergestelltes Öl. Olivenöl aus kleineren Ölmühlen ist zwar etwas teurer, dafür jedoch im Normalfall qualitativ hochwertiger.

GEFAHR DURCH LÖSUNGSMITTEL

Unzureichend gereinigte Ölmühlen, Zentrifugen oder Pressmatten beeinträchtigen nicht nur den Geschmack und die Qualität eines Olivenöls, sondern können auch die Gesundheit schädigen – beispielsweise im Fall von PER, Perchloräthylen. Diese Chemikalie wird überwiegend als Lösungsmittel zur Reinigung von Kleidern, aber leider auch von Ölmühlen sowie als Fettlöser bei der industriellen Gewinnung von Olivenöl benutzt. Das Problem ist, dass Fette, und damit auch Olivenöl, das schädliche, weil krebserregende PER geradezu magisch anziehen, wobei es sogar Beton oder Kunststoffverpackungen durchdringt. Das geht so weit, dass bei Ölen, die in der Nähe eines chemischen Reinigungsbetriebes gelagert oder verkauft werden, die Gefahr einer Verunreinigung mit Perchloräthylen besteht. Heute ist der Einsatz von PER zur Reinigung von Ölmühlen sowie natürlich zur Gewinnung von Öl verboten. Trotzdem sollten Sie beim Kauf stets auf das Herstellungsverfahren achten (siehe auch Seite 23 ff.).

Der Olivenölverbrauch ist in Deutschland wie auch in anderen nordeuropäischen Ländern seit 1991 bis heute um 90 Prozent gestiegen: Pro Kopf träufeln die Bundesbürger jährlich einen Viertelliter ins Essen, Tendenz weiter steigend.

Die verschiedenen Reifegrade

Ein wichtiger Aspekt für den Geschmack eines Öls ist sein Alter. Frisch gepresstes, junges Olivenöl ist unbestritten eine wertvolle und sehr gesunde Köstlichkeit. Doch auch reiferes Öl hat enorme Qualitäten – ganz entgegen der Meinung so mancher Meisterköche. Öl, das über ein Jahr alt ist und damit als »reif« bezeichnet wird, ist auf natürliche Weise geklärt, denn durch die längere Lagerung setzten sich Fruchtfleisch und andere Bestandteile nach unten ab. Zudem besitzt es einen milderen Geschmack als ganz junges Öl und eignet sich deshalb besonders gut für die Zubereitung von Speisen, deren Eigengeschmack nicht überdeckt werden soll: zum Einlegen von Pilzen und anderen Gemüsen sowie für all jene, die einen kräftigen Ölgeschmack nicht so sehr schätzen. Zwischen »jung« und »reif« gibt es allerdings viele verschiedene Reifegrade und auch hier gilt wieder: ausprobieren und selbst entscheiden, welches am besten mundet.

Die Qualität entscheidet

Entscheidend für die Qualität des »flüssigen Goldes« ist auch sein Gehalt an freien Fettsäuren: je niedriger, desto besser ist das Öl. Denn waren die zur Ölgewinnung verwendeten Oliven zu reif, zu lange vor der Pressung gelagert oder aber durch Ungeziefer geschädigt, steigt der Fettsäuregehalt. Was Sie als Verbraucher nur schmecken, wird in chemischen Analysen exakt geprüft: Der Gehalt an qualitätsmindernden freien Fettsäuren ist der unbestechliche Indikator höchster Qualität und bestimmt darüber, in welche Güteklasse sich ein Olivenöl einreihen darf.

Die Kategorisierung von Olivenöl

Die Europäische Union hat im Januar 1991 eine neue Bestimmung erlassen, nach denen Olivenöle nach ihrer Herstellung

und ihrem Säuregehalt in drei verschiedene Klassen unterteilt werden:
Die erste und beste Kategorie sind Olivenöle, die als einwandfrei in Geschmack, Geruch und Farbe eingestuft werden. Sie müssen zudem unter Bedingungen gewonnen sein, die das Öl nicht verfälschen. Ebenso dürfen die Öle der höchsten Qualitätsklasse außer Waschung, Klärung und Zentrifugierung keinem anderen Prozess unterzogen werden. Der Säuregehalt dieser Öle darf maximal ein bis zwei Prozent betragen. Sind alle diese Kriterien erfüllt, erhält es die Bezeichnung »natives Olivenöl« (von lateinisch nativus: angeboren, natürlich).

Innerhalb ein und derselben Güteklasse gibt es oft enorme Unterschiede. Wenn Sie wirklich hochwertiges Öl kaufen möchten, sollten Sie deshalb den höheren Preisklassen den Vorzug geben – es macht sich bezahlt.

Hohe Qualität hat ihren Preis

Natürliche Produkte, die unter großem Aufwand hergestellt und einem hohen Anspruch gerecht werden, haben ihren Preis; dies gilt vor allem für Olivenöl, das – wenn es sich um ein qualitativ hochwertiges handelt – meist teurer ist als andere pflanzlichen Öle. Doch beim Olivenöl sollten Sie nicht sparen und ein Öl minderer Qualität kaufen oder gar vollkommen auf Olivenöl verzichten. Denn der finanzielle Mehrauf-

INTERNATIONALE BEZEICHNUNGEN DER OLIVENÖLKATEGORIEN

Deutsch	Französisch	Italienisch	Spanisch
Natives Olivenöl extra	Huile d'olive vierge extra	Olio extra vergine di oliva	Aceite de oliva virgen extra
Natives Olivenöl	Huile d'olive vierge	Olio vergine di oliva	Aceite de oliva virgen
Raffiniertes Olivenöl	Huile d'olive raffinée	Olio di oliva raffinato	Aceite de oliva raffinata
Olivenöl	Huilie d'olive pure	Olio di oliva	Aceite de oliva puro

wand für ein Olivenöl der obersten Güteklasse ist in jedem Fall gut angelegt – nicht nur dem Gaumen, sondern insbesondere Ihrer Gesundheit zuliebe. Weshalb, erfahren Sie im nächsten Kapitel, ab Seite 40.

Die Einteilung von Olivenölen nach EU-Norm

Natives Olivenöl extra

Die Öle der ersten Kategorie, also natives Olivenöl extra und natives Olivenöl, sind für die Gesundheit und auch geschmacklich am besten. Denn sie sind die einzigen, die ausschließlich aus dem »reinen Saft der Frucht« bestehen und vollkommen natürlich und unverändert sind.

Diese drei Worte garantieren hochwertigstes, naturreines Olivenöl von einwandfreiem Geschmack; kaltgepresst und ohne chemische Zusätze. Nur dieses Öl darf sich »jungfräulich« nennen: italienisch »Olio extra vergine di oliva« und französisch »Huile d'olive vierge extra«. Sein Anteil an freien Fettsäuren darf allerhöchstens ein Gramm je 100 Gramm Öl betragen. Selbstverständlich gibt es auch manche Olivenölerzeuger, die weit unter der magischen Grenze von einem Prozent Säure liegen; einige wenige bewegen sich sogar bei extrem niedrigen Werten um die 0,2 Prozent. Derartige Öle sind natürlich absolute Spitzenklasse – leider dürfen die Ölerzeuger ihre jeweiligen Säurewerte jedoch aus Wettbewerbsgründen nicht auf dem Etikett angeben; was zwar ihrer Konkurrenz, nicht aber dem Verbraucher entgegen kommt. Denn je weniger freie Fettsäuren, desto besser das Öl, und da wüsste man natürlich gerne, woran man genau ist. Das native Olivenöl extra ist ein Öl der ersten Kategorie.

Natives Olivenöl

Übersteigt der Säuregehalt die Einprozentmarke, kann das betreffende Öl nur noch unter der Bezeichnung Natives Olivenöl in den Handel kommen. Native Olivenöle, italienisch »Olio vergine di oliva« und auf französisch »Huile d'olive vierge«, dürfen nicht mehr als höchstens zwei Gramm freie Fettsäuren je 100 Gramm Öl aufweisen.

Raffiniertes Olivenöl

Der zweiten Kategorie wird das »Olio di oliva raffinato« beziehungsweise »Huile d'olive raffinée« zugeordnet. Sie werden aus der Raffination von nativem Olivenöl gewonnen, sind also erhitzt und dadurch verändert worden. Der Säuregehalt von raffiniertem Olivenöl darf ein halbes Gramm je 100 Gramm Öl nicht übersteigen.

Natives Olivenöl extra wird oftmals zu unterschiedlichsten Preisen angeboten. Qualitativ hochwertiges Öl ist in der Regel sehr teuer. Seien Sie daher vorsichtig bei Sonderangeboten: Der günstige Preis geht oft zulasten der Qualität des Öls.

Ölivenöl

Bei der dritten von der EU festgelegten Güteklasse handelt es sich schließlich um Olivenöle, die aufgrund zu hoher Säurewerte nicht einwandfrei in Geschmack und Geruch sind und deshalb raffiniert werden. Raffiniertes Olivenöl ist allerdings geschmacksneutral, weshalb ihm natives Öl beigemischt wird, um wieder an das typische Olivenölaroma heranzukommen. Dieser Verschnitt kann einen Säuregehalt bis zu eineinhalb Gramm je 100 Gramm Öl betragen. Das Problem ist hier, dass das Raffinat bereits bei einer Beimischung von nur einem Prozent nativem Olivenöl als »Olivenöl« bezeichnet werden darf.

Oliventresteröl

Neben diesen drei Kategorien gibt es noch das Oliventresteröl, das aus den beim Pressen übrig gebliebenen Olivenresten hergestellt und zur Geschmacksverbesserung mit etwas nativem Öl gemischt wird. Es muss als Tresteröl gekennzeichnet sein; der Gehalt an freien Fettsäuren liegt ebenfalls bei maximal eineinhalb Gramm je 100 Gramm Öl.

Was verrät das Etikett?

Achten Sie beim Einkauf auch darauf, dass das Öl ungefiltert ist (manchmal ist dies auf dem Etikett vermerkt) und wann das Verfallsdatum ist. Letzteres gibt Auskunft darüber, wann das

Was Sie beim Kauf unbedingt beachten sollten:

- *Kategorisierung*
- *Name des Produzenten oder Abfüllers*
- *Datum der Abfüllung*
- *Verfallsdatum*
- *Mengenangabe*
- *Fettsäuregehalt*
- *Der Zusatz »kaltgepresst« kann durchaus fehlen, da »natives Olivenöl extra« stets kaltgepresst ist.*

Olivenöl hergestellt wurde. In der Regel liegt das Verfallsdatum zwei Jahre nach dem Zeitpunkt der Herstellung – auf diese Weise wissen Sie, wie alt, oder besser ausgedrückt, wie reif Ihr Olivenöl ist. Weiterhin einen Blick wert ist der Hinweis auf dem Etikett, wo das Öl hergestellt wurde: »produziert und abgefüllt in« bedeutet, dass das Öl auch tatsächlich aus dem Ort stammt, der auf dem Etikett angegeben ist. Dagegen benennt »produziert und abgefüllt für« nicht unbedingt die eigentliche Herkunft des Öls, sondern lediglich den Vertreiber. Auch unter den Olivenölerzeugern gibt es so manches schwarze Schaf und bei der Analyse des Säuregehalts, der sich jedes Olivenöl unterziehen muss, wird auch hin und wieder »ein Auge zugedrückt«. Deshalb sollten Sie Olivenöl nicht im Supermarkt oder Großhandel kaufen, sondern in Fachgeschäften und in Fein- oder Naturkostläden; auch immer mehr Weinhändler haben Olivenöl im Sortiment.

Jenseits der EU-Normierung

Das, was Olivenöl in den letzten Jahrzehnten zuteil wurde, mag mit Recht den Zorn der Göttin Pallas Athene, der Schutzpatronin des Ölbaums erregen – doch nicht nur ihren. Obwohl die verschiedenen Güteklassen durch die Richtlinien der EU festgelegt sind, stellt sich bedingt durch die große Nachfrage auch bei den Ölen der ersten Kategorie ein dramatischer Qualitätsverfall ein. Nicht wenige der mit dem Etikett »Natives Olivenöl extra« versehenen Öle haben beispielsweise Bleichung, Entsäuerung und Filtrierung hinter sich. Um sich vor minderwertigem Olivenöl zu schützen, wäre es natürlich am besten, es direkt von traditonell arbeitenden Ölmühlen zu beziehen, die ihre eigene Ernte verarbeiten, und von industriell erzeugtem Öl die Finger zu lassen. Wenn Sie diese Möglichkeit nicht haben, kaufen Sie im Fachhandel. Dort erhalten Sie hochwertiges Olivenöl, oft auch offen. Fragen Sie auf jeden Fall nach, woher das Öl stammt. Verbrauchertipps erhalten Sie bei der Informationsgemeinschaft Olivenöl, Trappentreustraße 1, 80339 München, Tel. 089/54 01 830.

Vom Umgang mit Olivenöl

Früher bewahrte man das kostbare Gut in großen Tonkrügen auf; sollte Olivenöl transportiert werden, füllte man es in dickbauchige Amphoren um. Von den alten Griechen und Römern ist zudem bekannt, dass sie ihre ölgefüllten Tonkrüge sogar in die Erde eingruben, um sie vor Hitze zu schützen. Heute sind die gängigen Aufbewahrungsgefäße Glasflaschen mit einem Fassungsvermögen von einem halben oder einem Liter sowie Metallkanister für größere Mengen Öl.

Die richtige Lagerung

Obwohl Olivenöl länger haltbar ist als alle anderen in der Küche verwendeten Öle und auch sehr hitzestabil, bedarf es der Beachtung einiger Dinge. Denn ein solch edles Gut verlangt nach einer sachkundigen Hand. Damit Ihnen Ihr »flüssiges Gold« so lange wie möglich in bester Qualität erhalten bleibt, sollten Sie es auch wie etwas Kostbares behandeln und entsprechend sorgfältig lagern. Das bedeutet, es stets gut verschlossen an einem luftigen, dunklen Ort und »kellerkühl«, also bei einer Temperatur zwischen 10 °C und 16 °C, aufzubewahren.

Falls Sie das Öl in einer durchsichtigen Glasflasche erstanden haben, füllen Sie es unbedingt in eine dunkel gefärbte Flasche um, denn Licht und Sonneneinstrahlung schaden Olivenöl. Deshalb: Je dunkler das Glas, desto besser für das Öl. Solcherart verwahrt, ist Olivenöl mindestens zwei Jahre haltbar. Ihren Wochenbedarf können Sie bedenkenlos in einem kleinen Tongefäß oder einem dunklen Glasfläschchen in der Küche aufbewahren.

Ideal ist es, mindestens zwei verschiedene Olivenöle vorrätig zu haben – ein reiferes und mildes zum Kochen und Braten sowie ein ganz junges, fruchtiges für die kalte Küche (siehe Seite 110 ff.).

Bei der richtigen Temperatur und in großen Tonkrügen gelagert, hält sich Olivenöl mehrere Jahre.

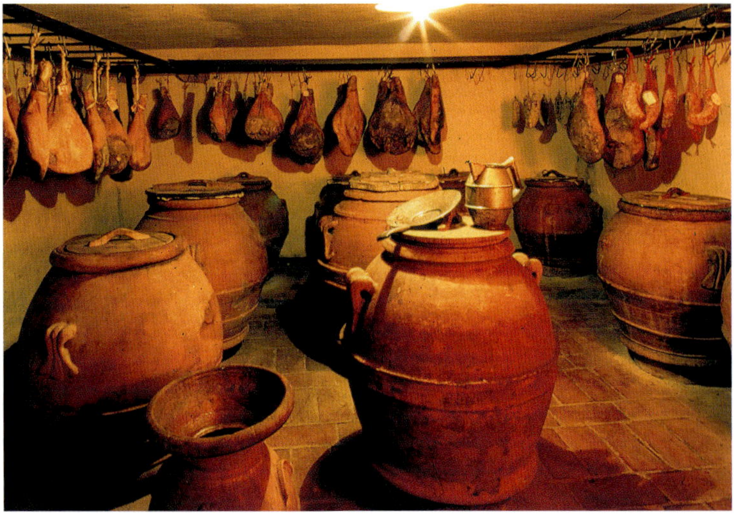

In Tonkrügen und im Weinkeller gelagert, hält sich Olivenöl jedoch weitaus länger als zwei Jahre: So manche Fattoria hat in ihren Kellern Öle, die fünf oder sechs Jahre alt sind. Einmal im Jahr werden die Tonkrüge abgepumpt und das Öl in andere Krüge umgefüllt – dabei bleiben die abgesunkenen Rückstände in dem alten Gefäß und nur das auf natürliche Weise geklärte Öl wandert in den neuen Tonkrug.

Wenn Sie Olivenöl bei niedrigen Temperaturen (unter acht Grad Celsius), etwa im Kühlschrank aufbewahren, wird es dickflüssig und flockig; Zimmertemperatur macht diesen Effekt jedoch rasch rückgängig und auch Qualität sowie Geschmack werden nicht beeinträchtigt.

Hohe Hitzestablität

Olivenöl kann im Gegensatz zu anderen Fetten und Ölen auf höchste Temperaturen erhitzt werden, ohne in seinem chemischen Aufbau verändert zu werden. Der Siedepunkt von Olivenöl – jener Augenblick, in dem es zu rauchen beginnt – liegt mit 210 °C bis 220 °C wesentlich höher als bei anderen Fetten, einerlei ob tierischer oder pflanzlicher Herkunft. Abhängig vom Gehalt an freien Fettsäuren und damit von der Qualitätsklasse (siehe Seite 32 ff.) bewegt sich der Siedepunkt von Olivenöl zwischen 180 °C und 220 °C, während Butter bereits bei der Hälfte dieser Temperatur zu rauchen beginnt.

Die Wirkung der Fettsäuren

Unter den Kochfetten ist Olivenöl also nicht nur wegen seines guten Geschmacks und seines hohen gesundheitlichen Wertes das beste. Das »flüssige Gold« besitzt auch die größte Hitzestabilität aufgrund seiner zahlreichen natürlichen Antioxidantien (siehe Seite 52 ff.). Der Grund hierfür ist schnell erklärt: Öle beginnen sich unter dem Einfluss von Hitze zu zersetzen – sie oxidieren – und zwar umso schneller, je mehr ungesättigte Fettsäuren sie enthalten. Durch die Aufnahme von Sauerstoff verändert sich der chemische Aufbau der ungesättigten Fettsäuren. In einer derartigen, durch Oxidation bedingten Zusammensetzung schadet der Sauerstoff dem Organismus jedoch nachhaltig. Olivenöl hingegen besteht zu über 80 Prozent aus nur einfach ungesättigten Fettsäuren (siehe Seite 51) und ist deshalb besonders stabil. Dazu kommt, dass Olivenöl – sofern es sich um hochwertiges, natives Öl handelt – einen hohen Anteil an so genannten Begleitstoffen besitzt. Hier sei vor allem das Vitamin E erwähnt, welches das Öl vor Oxidationsprozessen schützt. Natives Olivenöl extra eignet sich also besonders gut zum Braten, Schmoren und für andere Zubereitungen mit heißem Öl.

Auf welch mannigfaltige Weise Sie Olivenöl in der Küche anwenden können und was dabei zu beachten ist, lesen Sie auf Seite 110 ff. Dort finden Sie auch eine große Auswahl an kulinarischen Köstlichkeiten und Leckereien rund um das »flüssige Gold des Südens«.

Der französische Schriftsteller Marcel Pagnol schildert sehr schön in seinem Roman »Eine Kindheit in der Provence«: »Seit einigen Tagen war es sehr kalt, im Wandschrank unserer Küche sah die Olivenölflasche aus, als sei sie voller Wattebäuschchen.«

AUF DEN SIEDEPUNKT GEBRACHT

Butter	110 °C	Natives Olivenöl extra	180 °C
Sonnenblumenöl	170 °C	Natives Olivenöl	180 °C
Erdnussöl	210 °C	Olivenöl	220 °C

Warum man am Mittelmeer so gesund is(s)t

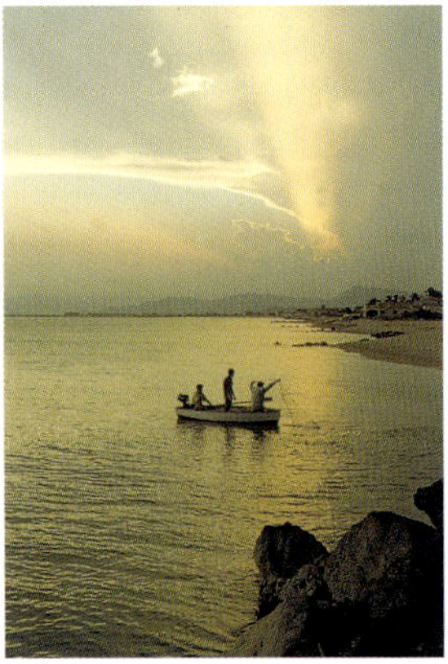

Wissenschaftler sind sich einig: Rund ums Mittelmeer isst man gesünder.

Was der römische Schriftsteller Aulus Cornelius Celsus (1. Jahrhundert n. Chr.) seinen Zeitgenossen im zweiten Buch seiner »De re medica«, dem einzigen Zeugnis der klassischen römischen Medizin, ans Herz legt, hat bis heute nichts von seiner Gültigkeit verloren. Auch Hippokrates, der Vater der Medizin, hatte den gesundheitlichen Nutzen einer ausgewogenen Ernährung erkannt und empfahl: »Lasst eure Nahrungsmittel Heilmittel und eure Heilmittel Nahrungsmittel sein.« Olivenöl gilt von alters her nicht nur als Nahrungsmittel, sondern auch als innerlich wie äußerlich umfassend wirksame Medizin. Die Kräfte der südlichen Sonne und des alten Kulturbodens in den Olivenhainen hinterlassen ihre wirksamen Spuren im »König unter den Ölen«. Und so kommt es, dass nicht nur Feinschmecker, sondern auch Wissenschaftler und Mediziner die Vorzüge von Olivenöl rühmen.

»Speisen und Getränke sind nicht nur eine Hilfe bei der Heilung von jeder Krankheit, sie gewährleisten auch gute Gesundheit.«

Aulus Cornelius Celsus

Gesund aus Tradition

In der Antike nutzten Griechen und Römer zur Schönheitspflege nichts als Olivenöl, das auch die wichtigste Ingredienz für die Mehrheit ihrer Heilmittel darstellte. An dieser Wertschätzung hat sich bis heute nichts geändert: »Olivenöl enthält die Lebenskraft«, sagt man in den südlichen Ländern. Dort gibt man in ländlichen Regionen den Kindern noch heute täglich ein Gläschen pures Olivenöl zu trinken – statt Lebertran und

Aufbaupräparat. Darüber hinaus verabreicht man es gegen Wurmbefall und Milchschorf, den Frauen zur Haut- und Haarpflege, den Landarbeitern gegen Geschwüre an Händen und Beinen und als Schutz gegen Kälte, den Alten bei Problemen mit der Verdauung und gegen Leberbeschwerden, Trinkern für den Magen und Bettlägrigen zum Schutz vor dem Wundliegen. Heute kommt man, wenn auch spät, auf diese antiken Praktiken zurück: Nach jahrzehntelanger Vergessenheit und jahrelanger Vorherrschaft von Margarine und Butter, wird Olivenöl von der modernen Wissenschaft exakt aufgrund jener Eigenschaften wieder entdeckt, die ihm über Jahrtausende hinweg den Status verliehen haben, zugleich Nahrung und Medizin zu sein.

Olivenöl ist das beste Speisefett, da es lediglich aus der einfachen Pressung der Ölfrucht gewonnen wird - ohne chemische oder sonstige Zusatzstoffe oder Beimengungen. Jedes andere Samenöl hingegen muss extrahiert werden, z. B. durch Zugabe von Propan oder Butan.

Gesunde Ernährung als Ausdruck einer Lebensart

Olivenöl spielt eine zentrale Rolle in der Küche der Mittelmeerländer: Es gibt kaum ein Gericht ohne wenigstens einen Spritzer dieser wertvollen Zutat. Natürlich kann man damit allein nicht begründen, warum man am Mittelmeer so gesund is(s)t, denn Ernährung wird immer erst wertvoll, wenn sie auf verschiedenen Komponenten beruht und ausgewogen ist. Genau das aber ist die mediterrane Kost. Die Menschen dort essen weniger Fleisch und dafür mehr Fisch, Salat und viel Gemüse, was sich spürbar positiv auf die Gesundheit auswirkt. So sind beispielsweise auch im Fisch Stoffe enthalten, die den Cholesterinspiegel günstig beeinflussen. Zudem sorgen auch die Ballaststoffe in den reichlich verzehrten Salaten und Gemüsen dafür, dass der Cholesterinspiegel nicht außer Kontrolle gerät. Selbst der Weingenuss in den Ländern rund ums Mittelmeer trägt dazu bei; mehr dazu auf Seite 71. Ein weitere Faktor ist die weithin bekannte südländische Mentalität. Das sonnige Gemüt, die lockerere Lebenseinstellung und die stressärmere

Wenig Fleisch, dafür viel Fisch, Salat und Gemüse – mediterrane Kost wirkt sich spürbar positiv auf die Gesundheit aus.

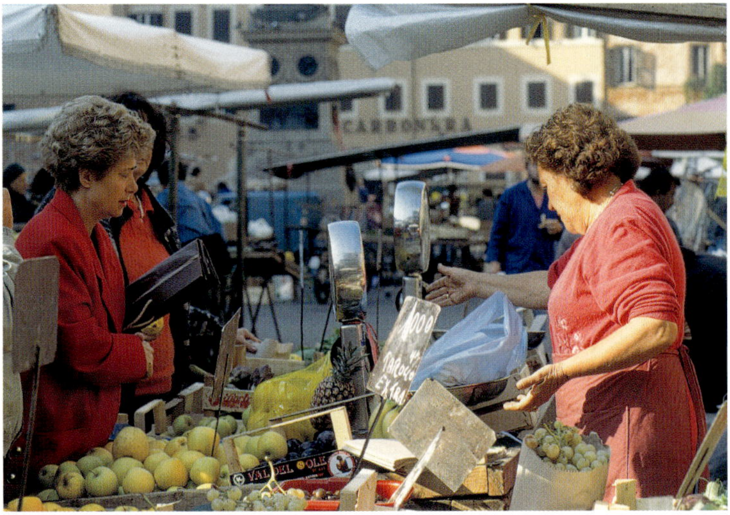

Lebensweise sind genauso wichtig zur Erhaltung der Gesundheit, insbesondere der von Herz und Kreislauf – einerlei ob »dolce vita« oder »savoir vivre«.

Optimales Zusammenspiel

Wie erwähnt, verbirgt sich das immense Gesundheitspotenzial der Mittelmeerkost vor allem in der Zusammenstellung ihres Speiseplans. Ernährungswissenschaftler und Mediziner konnten anhand der Ergebnisse jüngster Untersuchungen belegen, dass die Kost, die in den Mittelmeerländern auf den Tisch kommt, zur Vorbeugung von Risikofaktoren für Herz-Kreislauf-Erkrankungen wie erhöhter LDL-Cholesterinspiegel, Bluthochdruck, Diabetes mellitus (Zuckerkrankheit) und Übergewicht bestens geeignet ist. Darüber hinaus empfehlen die Wissenschaftler die Mittelmeerküche auch zur Vermeidung von Beschwerden im Verdauungssystem, wie beispielsweise Verstopfung, Divertikulose, dem chronischen Befall des Dickdarms mit Divertikeln (sackförmigen Ausstülpungen der Darmschleimhaut) und Gallensteinen. Ebenso gilt als gesi-

Olivenöl enthält viele einfach ungesättigte Fettsäuren. Dies ist wichtig beim Braten und Kochen: Olivenöl hält hohe Temperaturen aus, ohne dass die Strukturen dieser Fettsäuren zerstört werden.

Die traditionelle gesunde Mittelmeerkost-Pyramide

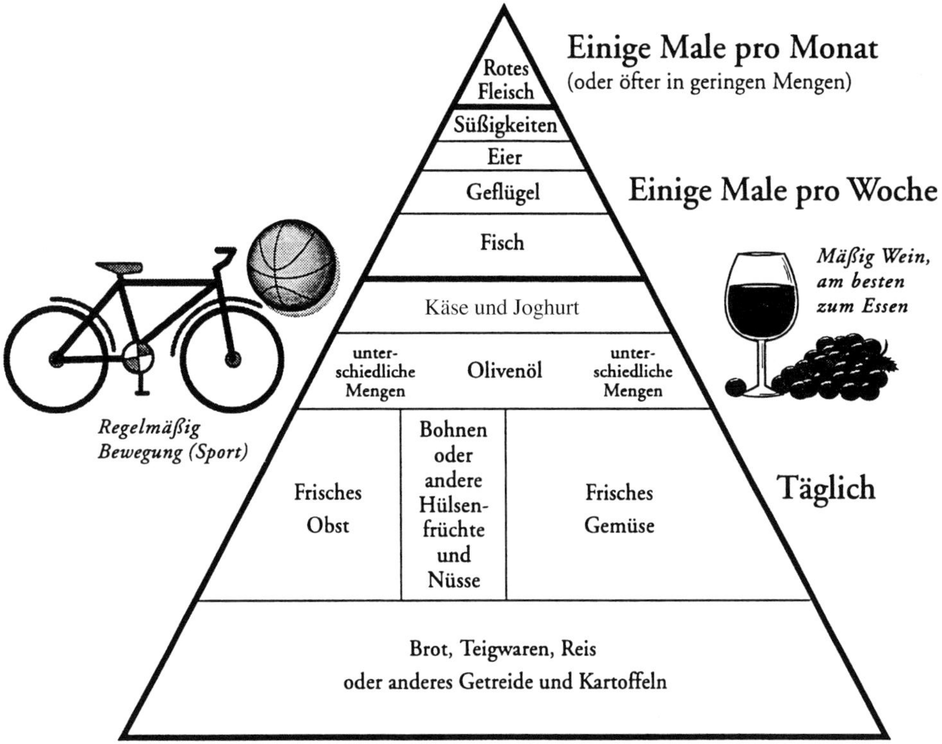

DIE MEDITERRANE ERNÄHRUNG

Unter dem Begriff »mediterrane Ernährung« versteht man die traditionelle Ernährungsweise in Südeuropa, insbesondere in Süditalien und Griechenland, Spanien und Südfrankreich. Sie besitzt folgende charakteristische Merkmale:

- Große Vielfalt pflanzlicher Lebensmittel als Hauptbestandteil der täglichen Ernährung: Gemüse, Salat, Obst, Brot, Teigwaren, Getreideprodukte, Hülsenfrüchte, Nüsse; möglichst naturbelassen und frisch, je nach Saison und Region
- Olivenöl als Hauptfettquelle
- Fisch und Geflügel mehrmals pro Woche in mäßigen Mengen
- Fleisch, vor allem rotes Fleisch, nur selten und in geringen Mengen
- Milch und Milchprodukte, vor allem Joghurt und Käse, täglich in mäßigen Mengen
- Wein regelmäßig, jedoch stets zu den Mahlzeiten und in mäßigen Mengen

Eine Reihe von Studien aus den letzten Jahren hat bestätigt: Olivenölgroßverbraucher haben trotz – oder gerade wegen – ihres hohen Fettkonsums deutlich weniger Probleme mit Herz-Kreislauf-Erkrankungen. Ausschlaggebend hierfür sind in erster Linie die einfach ungesättigten Fettsäuren des Olivenöls.

chert, dass die mediterrane Ernährung bestimmten Krebsformen entgegenwirkt. Aus dieser Zusammenstellung des Speiseplans ergibt sich eine im Vergleich zu der hier zu Lande üblichen Ernährung andere Zusammensetzung der Nährstoffe.

- Weniger unerwünschte Inhaltsstoffe:
  Wenig gesättigte Fettsäuren, wenig Transfettsäuren, geringer Cholesterin- und Puringehalt und wenig Salz sowie weißer Zucker
- Mehr ernährungswissenschaftlich wertvolle und damit gewünschte Inhaltsstoffe:
  Hoher Gehalt an einfach ungesättigten Fettsäuren (überwiegend aus Olivenöl), viele komplexe Kohlenhydrate und Ballaststoffe

- Hoher Anteil an wertvollen Vitaminen und Mineralstoffen
- Viele sekundäre Pflanzenstoffe, unter anderem Antioxidantien (siehe Seite 52 ff.)
- Geringere Energiedichte, also weniger Kalorien

Die mediterrane Küche vereint wie keine andere Genuss und Gesundheit. Nahezu alle köstlichen Schlemmereien werden mit Olivenöl zubereitet. Und natürlich gehört ein Gläschen Wein zur südländischen Lebensart.

Vielfältige Gaumenfreuden

Wer schon einmal in der Toskana oder auf der Peloponnes zu einem großen Essen eingeladen war, weiß um die zahlreichen Gänge und die Vielfalt der Speisen. Bereits die Vorspeisen bieten eine große Auswahl an Gerichten – die italienischen Antipasti, spanischen Tapas oder die griechischen Mezes bestehen stets aus vielen kleinen Köstlichkeiten. Diese Fülle setzt sich in den weiteren Menügängen fort. So wird zum Hauptgang auch nicht wie hier zu Lande nur eine Fisch- oder Fleischart gereicht, ebenso wie man nicht auf den Gedanken käme, nur eine Gemüsesorte als Beilage zu servieren. Dieses überreiche Angebot dient jedoch nicht nur dazu, den Gaumen mit immer anderen Genüssen zu erfreuen beziehungsweise die Kunstfertigkeit des Koches zu demonstrieren. Der Grundgedanke eines mediterranen Menüs ist, sich vielseitig zu ernähren. Durch die Aufteilung in verschiedene Gänge nimmt man von vielen verschiedenen Zutaten jeweils eine geringe Menge zu sich, sodass der Körper alle Nährstoffe erhält, die er braucht.

Genuss und Gesundheit schließen sich nicht aus

Ein großer Vorteil der mediterranen Ernährung liegt darin, dass sie so ganz und gar nicht nach Diät aussieht, oder besser gesagt, schmeckt. Bei Empfehlungen für eine gesundde Ernährung dominieren sehr häufig Einschränkungen und Verzicht. So entsteht der Eindruck, gesundes Essen sei gleichbedeutend mit einem Mangel an Genuss und Wohlgeschmack. Die mediterrane Kost hingegen ist das beste Beispiel dafür, dass Lebensfreude, Genuss und gesundes Essen Hand in Hand gehen kön-

Mediterrane Gaumenkitzler: Olivenöl und frische Kräuter.

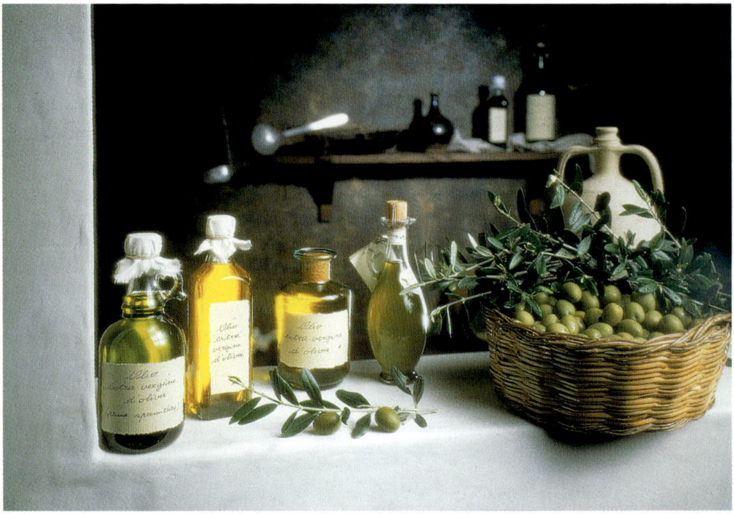

nen. Besorgen Sie sich also, falls Sie es nicht schon haben, ein gutes Kochbuch der italienischen, griechischen, spanischen oder südfranzösischen Küche und Sie haben kulinarische Hochgenüsse, einfache Rezepte, Gesundheit und Lebenslust in einem.

Die Heilkraft von Olivenöl

Olivenöl ist Medizin. Auch wenn es für unseren Gaumen vielleicht manchmal etwas ungewohnt erscheint, sollten Sie versuchen, tierische Brat- und Kochfette durch Olivenöl zu ersetzen.

Angesichts all dessen, was in den Früchten des Ölbaums und ihrem Öl enthalten ist, wird verständlich, warum die mediterrane Ernährung der Gesundheit so förderlich ist und warum so manche Ölerzeuger nicht ohne Stolz sagen: »Was wir machen, ist kein Öl mehr, sondern wirksame Medizin.« Wie richtig sie mit dieser Behauptung liegen, zeigen nicht zuletzt die jüngsten Studien zur mediterranen Ernährung und zu deren Hauptfettquelle, dem Olivenöl. Heute ist wissenschaftlich erwiesen, dass das Öl aus den Früchten des Ölbaums mit das Beste für die Gesundheit ist, was es gibt. Nicht nur deshalb, weil natives Olivenöl das einzige Fett ist, das absolut naturrein und aus der einfachen Pressung der Frucht und ohne chemische oder sonstige

FETT ODER ÖL?

Von Fett spricht man, wenn die Konsistenz der betreffenden Substanz bei Zimmertemperatur, also bei rund 20 °C, fest ist. Dies ist beispielsweise bei Butter, Schmalz und anderen tierischen Fetten der Fall. Als Öle hingegen bezeichnet man alle fetten Substanzen, die bei 20 °C flüssig sind. Generell gilt: Je mehr gesättigte Fettsäuren in einer Substanz enthalten sind, desto härter ist sie; während die ungesättigten Fettsäuren die Substanz weich und flüssig halten.

Worin sich Öle und Fette gleichen, ist ihr chemischer Aufbau: Beide bestehen aus zwei Grundbausteinen, dem Glyzerin und den Fettsäuren. Dabei ist jedes Glyzerinmolekül mit jeweils drei Fettsäuremolekülen verbunden.

Letztere setzen sich aus langen Ketten von Kohlenstoff- und Wasserstoffatomen zusammen und werden je nach deren Verknüpfung in drei Gruppen unterschieden: in gesättigte, einfach und mehrfach ungesättigte Fettsäuren.

Zusätze gewonnen wird; andere Öle, wie beispielsweise Sonnenblumenöl, werden durch Extraktion mit Lösemitteln, in der Regel Stoffe wie Butan und Hexan, gewonnen. Auch hinsichtlich seiner Zusammensetzung ist Olivenöl zweifelsohne der »König« unter den Ölen. Welche Stoffe es nun im Einzelnen sind, die das »flüssige Gold« zu einem solchen Gesundbrunnen machen und welche Wirkungen sie auf unseren Körper entfalten, erfahren Sie im Anschluss.

Ungesättigte Fettsäuren sind lebensnotwendig für den menschlichen Körper: Erst durch diese Fettsäuren werden bestimmte Stoffwechselvorgänge möglich. Um die Tagesmenge an ungesättigten Fettsäuren zuzuführen, sollte ein Erwachsener etwa vier Esslöffel Olivenöl einnehmen.

Fett ist nicht gleich Fett

Beginnen wir ganz am Anfang, nämlich bei der Olive selbst. Sie besteht zu 40 bis 50 Prozent aus Wasser, zu 15 bis 40 Prozent aus Öl und zu 25 bis 40 Prozent aus festen Rückständen. Letztere setzen sich aus Zucker, Zellulose, Mineralsalzen und Eiweißstoffen zusammen. Das aus der Olive durch Pressung (siehe Seite 25 f.) gewonnene Öl besteht – wie jedes andere Fett, einerlei ob tierischer oder pflanzlicher Herkunft – aus Fettsäuren. So weit, so gut. Doch nun wird es interessant, denn Fettsäuren sind nicht gleich Fettsäuren: Abhängig davon ob gesättigt, einfach ungesättigt und mehrfach ungesättigt haben sie vollkommen unterschiedliche Wirkungen auf unseren Körper.

Fett als Medizin

Außer dem Körper lebensnotwendige Energie zuzuführen, ist Fett auch ein wichtiger Geschmacksträger: Es erhöht den Eigengeschmack der Speisen und viele Aromen kommen erst in Verbindung mit Fett so richtig zur Geltung.

Bevor es um die Fettsäuren als solche geht, ein kleiner Ausflug in die Ernährungswissenschaft, um Ihnen die Bedeutung von Fett für unsere Gesundheit zu veranschaulichen. Fett, selbstverständlich in Maßen genossen, ist gesund. Denn neben Eiweiß und Kohlenhydraten gehört Fett zu den drei wichtigsten Bausteinen unserer Nahrung. Fett liefert dem Körper lebensnotwenige Energie (es ist der energiereichste Nährstoff, den der Mensch zu sich nimmt), die er benötigt, um seine Funktionen aufrecht zu erhalten und seine Gewebe zu regenerieren. Darüber hinaus dient Fett auch als Baustoff für die Zellwände und für bestimmte Hormone. Auch die fettlöslichen Vitamine, etwa Vitamin A und E können nur in Zusammenhang mit Fett vom Körper aufgenommen werden. Nach ihrer Aufspaltung im Verdauungstrakt und ihrer Aufbereitung in der Leber werden die Fettstoffe über das Blut im gesamten Organismus verteilt. Die Aufnahme von Fett liefert wertvolle Energie in konzentrierter Form, da Fettstoffe als biologische »Energiedepots« dienen.

Die Aussage, in den Industrienationen werde zu viel Fett gegessen und deshalb würden Zivilisationskrankheiten so stark zunehmen, ist zu pauschal und demzufolge nur bedingt zu-

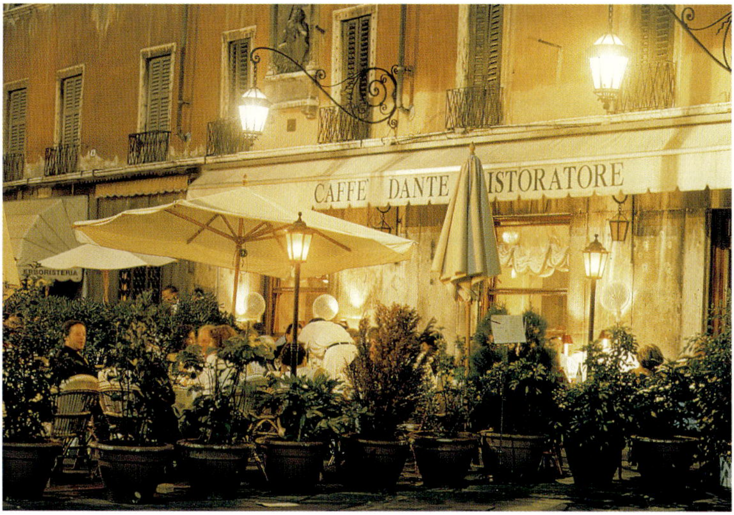

Ausgewogene Ernährung, stressarme Lebensweise und lockere Lebenseinstellung – das »savoir vivre« – sind wichtig zur Erhaltung der Gesundheit.

treffend. Nicht allein die Menge an Fett, sondern vielmehr die Fettart ist entscheidend für unsere Gesundheit. Anders wäre nicht zu erklären, was in einer Vergleichsstudie der Europäischen Kommission herausgefunden wurde: Dass die Bewohner der griechischen Insel Kreta sich der besten Gesundheit in der gesamten Europäischen Union erfreuen.

So besteht zwischen nordeuropäischen Ländern, wie beispielsweise Finnland, und der Mittelmeerinsel Kreta eine große Kluft hinsichtlich der Zahl an Herz-Kreislauf-Erkrankungen. Im hohen Norden Skandinaviens beruhen über die Hälfte aller Todesfälle auf Herz-Kreislauf-Erkrankungen, auf Kreta sind es lediglich fünf Prozent – im europäischen Vergleich die niedrigste Rate. Und das, obwohl in beiden Regionen pro Kopf die gleiche Menge an Fett gegessen wird. Die Ursache liegt aber nicht in der Fettmenge, sondern in der Fettart: Die Finnen nehmen überwiegend tierische Fette aus Fleisch und Milchprodukten zu sich, während den Kretern Olivenöl als Hauptfettquelle dient; sie verzehren dreimal mehr Olivenöl als die Nordeuropäer.

In Kreta deckt die Bevölkerung 42 Prozent ihrer Kalorienzufuhr durch Fett, fast ausschließlich Olivenöl. Dennoch ist ihr Risiko für Herz-Kreislauf-Erkrankungen sehr gering.

Olivenöl besteht zu 8 bis 14 Prozent aus gesättigten Fettsäuren, zu 55 bis 83 Prozent aus einfach ungesättigten Fettsäuren, der Ölsäure, und zu 4 bis 20 Prozent aus mehrfach ungesättigten Fettsäuren, vor allem Linolsäure.

Vom Nutzen ungesättigter Fettsäuren

Bei den gesättigten Fettsäuren, die überwiegend in tierischen Fetten enthalten sind, ist jedes Kohlenstoffatom mit mindestens zwei Wasserstoffatomen verbunden. Zuviel gesättigte Fettsäuren, etwa durch den zu reichlichen Genuss von Fleisch, können zu vermehrtem Cholesterin im Blut und den damit im Zusammenhang stehenden Beschwerden, wie etwa Herz-Kreislauf-Krankheiten führen (siehe Seite 42 ff.).

Die mehrfach ungesättigten Fettsäuren, vorwiegend in pflanzlichen Fetten und Ölen zu finden, besitzen an manchen Kohlenstoffatomen keine Wasserstoffatome, sondern Sauerstoff. Sie sind – das ist inzwischen hinlänglich bekannt – wesentlich gesünder, denn zum einen sind die mehrfach ungesättigten Fettsäuren für das komplexe Stoffwechselgeschehen in unserem Körper unabdingbar, zum anderen wirken sie einer erhöhten Cholesterinansammlung im Blut entgegen.

Relativ neu sind jedoch die Erkenntnisse der Wissenschaft über die enormen Vorzüge der einfach ungesättigten Fettsäuren. Sie tragen nicht nur zu einer Abnahme erhöhter Cholesterinwerte

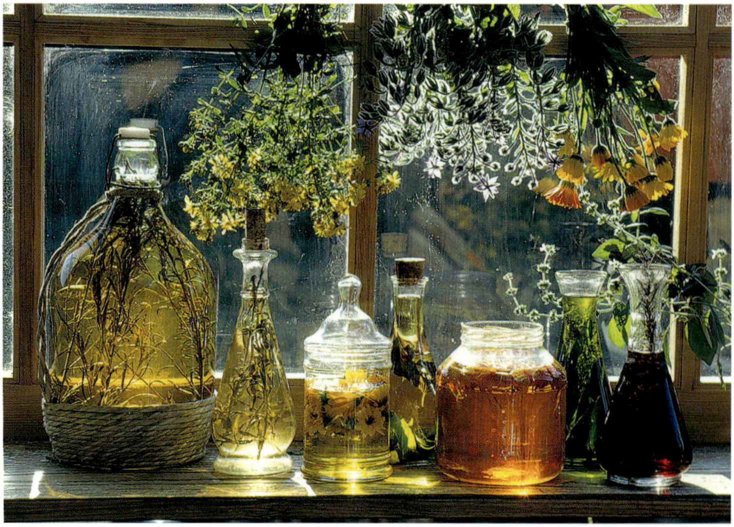

Ob pur oder mit frischen Kräutern oder Knoblauch angereichert, Olivenöl ist Gaumenfreude und Medizin zugleich.

bei, sondern üben darüber hinaus auch noch einen sehr günstigen Einfluss auf die Zusammensetzung der Blutfette aus: Die einfach ungesättigten Fettsäuren senken den Gehalt an schädlichem LDL-Cholesterin, das für die Entstehung von Arteriosklerose verantwortlich zeichnet, und beugen dessen Ablagerung in den Blutgefäßen vor. Aus diesem Grund wird heute empfohlen, bei der Zusammenstellung des Speiseplans Fetten mit einfach ungesättigten Fettsäuren den Vorzug zu geben.

Weniger ist mehr: einfach ungesättigte Fettsäuren

Bis vor einigen Jahren waren Wissenschaftler und Mediziner der Ansicht, dass es allein die mehrfach ungesättigten Fettsäuren sind, die uns insbesondere vor Herz-Kreislauf-Erkrankungen schützen. Die nur einfach ungesättigten Fettsäuren hielt man für nahezu wertlos.

Doch nicht zuletzt die Studien zum Olivenöl haben diese These widerlegt und gezeigt: Die einfach ungesättigten Fettsäuren sind es, die unsere Gefäße geschmeidig halten und den Cholesterinspiegel günstig beeinflussen.

Das Öl der Oliven enthält wenig mehrfach ungesättigte, dafür aber rund 70 Prozent einer einfach ungesättigten Fettsäure, nämlich der Ölsäure. Im Schnitt zehn Prozent entfallen auf die mehrfach ungesättigte Linol- bzw. Linolensäure, beides für den Menschen essenzielle Fettsäuren, die er mit der Nahrung aufnehmen muss und die eine wichtige Rolle im Stoffwechselgeschehen spielen. Olivenöl besitzt die ideale Kombination an Fettsäuren, um den Cholesterinspiegel im Zaum zu halten – in dieser Form findet sie sich bei keinem anderen Öl.

Das alles legt nun den Schluss nahe, der gesundheitliche Nutzen eines Fettes hänge nur von seinen Fettsäuren ab. Weit gefehlt: Eine nicht minder wichtige Rolle spielen die so genannten Begleitstoffe oder sekundäre Pflanzenstoffe, die im Olivenöl enthalten sind.

Olivenöl erhöht den Cholesterinspiegel nicht. Die einfach ungesättigten Fettsäuren verringern vielmehr den Gehalt an schädlichem LDL-Cholesterin und erhalten gleichzeitig das »gute« HDL-Cholesterin, welches Arteriosklerose vorbeugt.

Sekundäre Pflanzenstoffe dienen der Pflanze als Abwehrstoff gegen Schädlinge, zur Regulation ihres Wachstums, sowie als Farbstoff (z. B. Karotin). Sie besitzen keinen Nährstoffcharakter und kommen nur in geringen Mengen vor, entfalten jedoch beachtliche gesundheitsfördernde Effekte.

Hochwirksamer »Begleitschutz«

Olivenöl besteht nicht nur aus Fettsäuren, Eiweißen, Vitaminen und Mineralien, sondern auch aus einer ganzen Reihe weiterer Substanzen – den Begleitstoffen. Sie werden auch sekundäre Pflanzenstoffe genannt. Diese rücken aufgrund ihrer zahlreichen positiven Wirkungen in den letzten Jahren immer mehr in den Mittelpunkt des wissenschaftlichen Interesses, auch beim Olivenöl. Denn man hat herausgefunden, dass die gesundheitsfördernde, insbesondere die herzschützende Wirkung dieses Öls nicht nur allein auf seinem hohen Gehalt einfacher Fettsäuren beruht.

Auch andere Faktoren tragen entscheidend dazu bei: Einer der wichtigsten ist das so genannte Oleuropein. Wie Untersuchungen gezeigt haben, wirkt dieser Stoff blutdrucksenkend,

ANTIOXIDANTIEN VERHINDERN ZELLSCHÄDIGUNGEN

Antioxidantien sind leicht oxidierbare Substanzen, also Stoffe, die freien Sauerstoff leicht an sich binden und auf diese Weise andere Stoffe vor der Oxidation schützen können. Antioxidantien verhindern somit die Entstehung freier Radikale. Dies sind aggressive Molekülbruchstücke, die Körperzellen schädigen, das genetische Material und das Sperma angreifen, Zellen im Auge sowie Nervenzellen zerstören und Entzündungen fördern. Aufgrund dieser vielen gefährlichen Auswirkungen bringt man sie heute in Verbindung mit frühzeitigen Alterungserscheinungen, Lichtschäden der Haut, Herz-Kreislauf-Erkrankungen und vor allem mit der Entstehung von Krebs. Durch die ausreichende Versorgung mit antioxidativen Stoffen, die beispielsweise im Olivenöl reichlich enthalten sind, lässt sich diesen Beschwerden wirksam vorbeugen.

krampflösend, schützt vor Herzrhythmusstörungen (Arrythmien) und erweitert die Blutgefäße. Doch damit nicht genug: Durch die Abspaltung von Wasser (Hydrolyse) zerfällt Oleuropein in zwei weitere Substanzen. Eine davon, die Elenolsäure, wirkt stark antimikrobiell; rückt also Kleinstlebewesen wie Bakterien, Viren und Pilzen zu Leibe. Der zweite im Bunde heißt DPE und hemmt die Bildung von Enzymen, die eine Schlüsselrolle bei der Entstehung von Entzündungen, Arteriosklerose und sogar von Krebs spielen. Angesichts der kürzlich in Japan vom Institut für Lebensmittelforschung durchgeführten Studien wird DPE mittlerweile zur Behandlung der genannten Erkrankungen in Erwägung gezogen.

Vitamin E

Olivenöl besitzt zudem einen hohen Anteil an Vitamin E, dass an Vielseitigkeit kaum zu überbieten ist: Es stabilisiert die Zellmembran und wirkt auf diese Weise ihrer frühzeitigen Alterung entgegen. Zudem ist es ein sehr gutes Antioxidans und schützt damit unter anderem die Zellen vor dem Angriff freier Radikale sowie auch die roten Blutkörperchen vor der Zerstörung durch oxidierende Stoffe. Die Organe und Körpergewebe, die am meisten von diesen Effekten profitieren, sind das Gehirn, die Leber, die Muskeln, Arterien und die Blutzellen.
Darüber hinaus fördert Vitamin E die Fruchtbarkeit und – wie bei der Körperpflege mit Olivenöl ganz klar ersichtlich wird (siehe Seite 72 ff.) – hält Haut und Haare gesund und schön. Ein Mangel an Vitamin E zeigt sich unter anderem durch erhöhte Infektanfälligkeit, fahle Haut, Haarausfall, brüchiges Haar und verminderte Fruchtbarkeit.

Damit der Organismus reibungslos funktioniert, benötigt er Vitamine, Mineralstoffe und Spurenelemente. Zum Teil kann der Körper diese Stoffe selbst bilden, andere müssen von außen regelmäßig zugeführt werden.

Vitamin A und D

Neben Vitamin E enthält Olivenöl die beiden ebenfalls fettlöslichen Vitamine A und D. Ersteres ist ein hochwirksames

Antikrebsmittel (siehe Karotin Seite 56), ist an der Bildung des Sehpurpurs beteiligt und stärkt die Abwehrkräfte. Ferner dient Vitamin A dem Aufbau der Haut, der Schleimhaut und dem Knorpelgewebe, sorgt für schöne Haut, gesundes Haar und kräftige Nägel. Ein Mangel macht sich bemerkbar durch Hornhauttrübungen, Leberschäden, Neigung zu Gallen- und Nierensteinen, Störungen beim Knochenaufbau, Blässe, unreine und zu Verhornung neigende Haut sowie sprödes Haar.
Das Vitamin D schließlich fördert die Aufnahme von Kalzium und Phosphor und ist damit unerlässlich zum Aufbau von Knochen und Knorpeln. Ein Mangel zeigt sich durch gekrümmte Knochen, Rachitis, Osteoporose (Knochenentkalkung) sowie Muskelkrämpfe.

Kalium, Kalzium und Magnesium

Magnesium ist das »Anti-Stress-Mineral«, denn dank ihm kann der Körper Überbeanspruchungen der Leistungskraft, Lärm und Hektik besser bewältigen. Wer unter Stress steht, sollte sich durch die vermehrte Zufuhr von Magnesium schützen.

Olivenöl enthält auch viele Mineralstoffe, unter anderem Kalium, das für die Weiterleitung von Nervenimpulsen auf die Muskeln und für die Ausscheidung von Wasser und Gewebeflüssigkeit wichtig ist. Außerdem reguliert Kalium den Druck der Zellflüssigkeit und den Wasserhaushalt und hält das Säure-Basen-Geichgewicht aufrecht. Ein Mangel führt zu Blutdrucksenkung, Muskelschwäche, Appetitlosigkeit, unregelmäßigem Puls und zu Blähungen.
Kalzium ist ein äußerst wichtiger Baustoff für Zähne und Knochen und unerlässlich für die Blutgerinnung, die Erregbarkeit von Nerven und Muskeln sowie für die Durchlässigkeit der Zellmembranen. Ein Mangel an Kalzium kann zur Entkalkung der Knochen (Osteoporose, Knochenschwund), zu Knochenerweichung, Nervosität und erhöhter Reizbarkeit der Muskeln (Muskelkrämpfe) führen.
Darüber hinaus enthält Olivenöl auch Magnesium, dass wichtig ist für den Aufbau von Knochen und Sehnen, die Bildung von Antikörpern sowie für die Aufrechterhaltung der Muskel-

RUNDUM GESUND: OLIVENÖL

- Wichtiger Faktor zur Vorbeugung von Herz-Kreislauf-Erkrankungen
- Schützt Herz und Kreislauf
- Verdünnt das Blut
- Senkt den Blutdruck
- Erhöht das »gute« HDL- und senkt das »schlechte« LDL-Cholesterin
- Beugt Übergewicht vor
- Ist ein gutes Antioxidans
- Schützt vor freien Radikalen
- Kann Krebs vorbeugen
- Wirkt antibakteriell
- Regt die Verdauung an und führt auf milde Weise ab
- Ist von allen Fetten das Magenverträglichste, denn es schützt die Magenschleimhaut und reduziert überschüssige Magensäure
- Erleichtert die Verarbeitung schwerverdaulicher Stoffe, indem die enthaltene Ölsäure diese für den Darm aufschließt; so kann der Körper die enthaltenen Nährstoffe in vollem Umfang resorbieren
- Fördert den Abfluss der Galle in Richtung Darm
- Vermindert das Risiko von Gallensteinen
- Stärkt und schont die Leber
- Schützt durch das Vitamin E Gehirn und Nerven vor einem verfrühten Alterungsprozess
- Ist aufgrund der Ölsäure von herausragender Bedeutung für den Aufbau der Knochen, vor allem bei Kleinkindern, denn es unterstützt das Knochenwachstum
- Ist das einzige Fett, das die Knochendichte im Erwachsenenalter fördert
- Beugt Osteoporose (Knochenschwund) vor
- Lindert Gelenkschmerzen und wirkt antirheumatisch
- Wirkt entzündungshemmend auf die Haut
- Ist heilungsfördernd und desinfizierend
- Nährt die Muskulatur

Die Bauern auf Kreta schwören bis heute auf ihr kleines Gläschen Olivenöl: Ihr Jungbrunnen, so sagen sie, der ihnen Gesundheit und Vitalität bis ins hohe Alter verleiht.

In Olivenöl finden sich auch Chlorophyll sowie Lezithin. In den Olivenkernen wurde kürzlich sogar ein Sexualhormon, das Östron, nachgewiesen – inwiefern sich dieses auf den Körper auswirkt, ist allerdings noch nicht völlig aufgeklärt.

und Nervenreizbarkeit. Magnesium ist zudem Bestandteil vieler wichtiger Enzyme des Stoffwechsels. Ein Magnesiummangel zeigt sich durch Gewichtsverlust, Muskelzuckungen, Wadenkrämpfe, Herzrhythmusstörungen und geschwächte Körperabwehr.

Karotin

Im Olivenöl ist außerdem Karotin, ein sekundärer Pflanzen- und Farbstoff, enthalten.
Wie inzwischen vielfach wissenschaftlich gezeigt wurde, kann Betakarotin, die Vorstufe von Vitamin A, sowohl das Fortschreiten einer Krebserkrankung verzögern als auch den Krebsmechanismus selbst blockieren. Besonders wirksamen Schutz bietet es vor nikotinbedingten Krebserkrankungen wie Lungen- und Kehlkopfkrebs; doch auch Hautkrebs kann Betakarotin sehr effektiv vorbeugen, denn es schützt die Haut vor den schädlichen Einwirkungen der UV-Strahlen. Diese Wirkung ist unabhängig davon, ob es sich in Vitamin A umwandelt oder nicht.

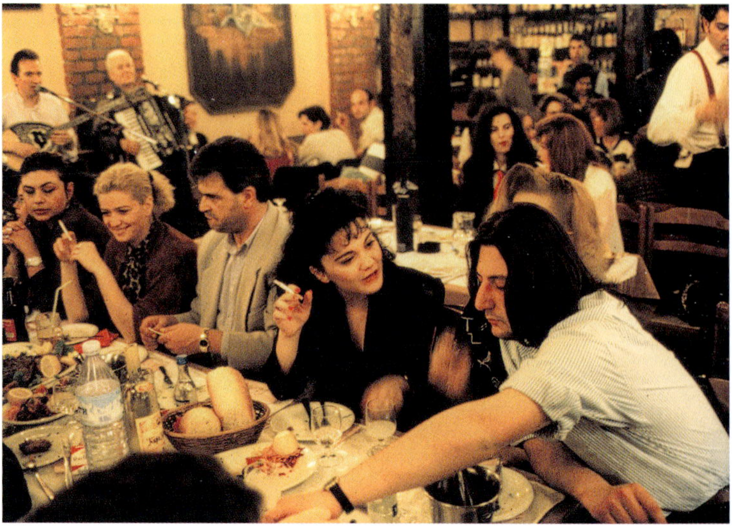

Genuss und Gesundheit schließen sich nicht aus. Die Kunst, gesund zu genießen, haben uns unsere südeuropäischen Nachbarn voraus.

Resümee

Wir fassen also zusammen: Die umfangreichen gesundheitsfördernden Wirkungen von Olivenöl beruhen sowohl auf seinem hohen Gehalt an einfach ungesättigten Fettsäuren als auch auf dem hohen Gehalt an antioxidativ wirksamen Inhaltsstoffen wie Vitamin E und sekundären Pflanzenstoffen. Durch Olivenöl können Sie die Aufnahme an einfach ungesättigten Fettsäuren erhöhen und gehen dabei zugleich sicher, ausreichend essenzielle mehrfach ungesättigte Fettsäuren, wie die Linolsäure, zu sich zu nehmen.

Das Geheimnis der mediterranen Küche

Die gesundheitsfördernden Eigenschaften der Mittelmeerkost sind inzwischen zum Gegenstand zahlreicher Untersuchungen geworden. Bevölkerungsstudien zur landesüblichen Kostform untermauern mit ihren Ergebnissen die von alters her bekannte Tatsache, dass Olivenöl als wichtigster Fettlieferant und die abwechslungsreiche Ernährung eine entscheidende Rolle zur Vorbeugung verschiedener Krankheitsbilder spielen. Dabei stellte sich auch heraus, dass die mediterrane Küche nicht nur aufgrund der wenigen gesättigten Fettsäuren, des hohen Gehaltes einfach ungesättigter Fettsäuren sowie der reichlichen Zufuhr von Ballaststoffen und Kohlenhydraten so gesund ist. Auch andere Stoffe, vor allem Antioxidantien aus Obst, Gemüse und aus Olivenöl, tragen entscheidend zu der vorbeugenden Wirkung der Mittelmeerkost bei.

Die Mittelmeerküche ist nicht nur wegen ihres Fettlieferanten Olivenöl so wertvoll und gesundheitsfördernd. Auch die ausgewogene Zusammenstellung der Speisen und Nahrungsmittel trägt dazu einen entscheidenden Teil bei (siehe Seite 42 ff.).

Europas Wissenschaftler sind sich einig

Im April 1997 fand in Rom eine Konsensuskonferenz zur medizinischen Bedeutung der mediterranen Ernährung im Allgemeinen und Olivenöl im Speziellen statt. Dabei kamen 17 Experten aus acht europäischen Ländern einstimmig überein, dass der traditionellen Mittelmeerkost eine überragende Bedeutung bei der Vorbeugung zahlreicher Beschwerden zukommt. Auf der Basis dessen wurde in Rom ein Konsensuspapier unterzeichnet, nach dem in allen europäischen Ländern Maßnahmen ergriffen werden sollen, um die mediterrane Ernährungsweise allgemein publik zu machen und praktisch umzusetzen.

Eine Kampagne für Olivenöl

Mit einer von der EU initiierten Kampagne soll den nordeuropäischen Mitgliedstaaten einerseits das Olivenöl aus gesundheitlichen Gründen schmackhaft gemacht werden und andererseits den Olivenbauern die wichtige Ertragsquelle Olivenöl erhalten bleiben.

Dazu gehört unter anderem die Förderung der traditionellen mediterranen Ernährungsform in den nord- und mitteleuropäischen Ländern; aber auch dort, wo sie zwar traditionell üblich ist, jedoch Gefahr läuft, durch weniger gesunde Ernährungsgewohnheiten (Fastfood, Konserven etc.) verdrängt zu werden. Ferner gehört dazu die Beratung und Aufklärung der Nahrungsmittelindustrie und Gastronomie, um diese zur vermehrten Verwendung von Olivenöl zu ermutigen sowie die Ergänzung international gültiger Ernährungsempfehlungen durch die Erkenntnisse in Bezug auf die mediterrane Kost.
Schon ein Jahr vor diesem Beschluss in Rom hat die Europäische Union begonnen, den Olivenölverbrauch in Deutschland zu fördern. Die Finanzmittel der EU fließen in die Verbreitung der ernährungswissenschaftlichen Erkenntnisse über den Stellenwert von Olivenöl in der modernen Ernährung: in Anzeigen, Informationsbroschüren, Schulungen und Seminare sowie in die öffentlichen Medien. Dies ist Teil einer europaweiten Kampagne, die in zwölf EU-Staaten seit 1992 durchgeführt wird und sich an Verbraucher, Medien, Gesundheitsbehörden und Ärzte wendet.

Cholesterin – Freund oder Feind?

Unser Körper benötigt zur Aufrechterhaltung seiner Funktionen Cholesterin und produziert es zu einem gewissen Teil auch selbst. Je weniger man ihm im Zuge einer cholesterinarmen Ernährung von außen zuführt, desto mehr kurbelt unser Körper die Eigenproduktion an – mit dem Erfolg, dass der Cholesterinspiegel ansteigt. Ein natürlicher Regelmechanismus, mit dem der Organismus auf eine künstlich erniedrigte Cholesterinzufuhr reagiert.

Obwohl Cholesterin für den Körper wichtig ist, kann jedoch sein erhöhter Gehalt im Blut zu sehr schwerwiegenden Erkrankungen wie Schlaganfall und Herzinfarkt führen. Dieser Widerspruch lässt sich damit erklären, dass es verschiedene Cholesterinarten gibt. Von besonderer Bedeutung sind zwei Gruppen, das LDL (low densitiy lipoprotein: Fett mit niedriger Dichte) und das HDL (high densitiy lipoprotein: Fett mit hoher Dichte). LDL ist der Hauptträger für Cholesterin im Blut und trägt, wie jüngst entdeckt wurde, auf direktem Weg zur Entstehung von Arteriosklerose bei. In seinem Grundzustand ist LDL an sich nicht schädlich. Wird es jedoch durch Oxidationsreaktionen chemisch verändert, kann es an den Innenwänden der Arterien abgelagert werden und diese »verstopfen« – damit ist der Arteriosklerose der Weg geebnet. HDL dagegen schützt die Blutgefäße vor Ablagerungen, indem es das LDL an sich bin-

Wer einen erhöhten Cholesterinspiegel hat, sollte jedenfalls auf Olivenöl als Fettlieferant umsteigen. Dabei sollte jedoch beachtet werden, dass das Olivenöl andere Fette ersetzt und nicht zusätzlich zu anderen Fetten aufgenommen wird.

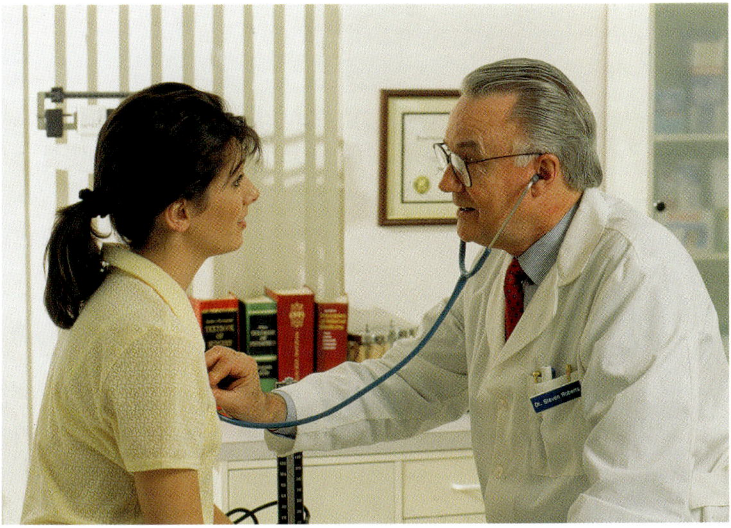

Der regelmäßige Gesundheitscheck bei Ihrem Hausarzt ist ein Muss. Nur so kann beispielsweise ein erhöhter Cholesterinspiegel frühzeitig erkannt werden.

Oxidative Veränderungen spielen eine bedeutende Rolle bei der Entstehung vieler chronischer Erkrankungen. Die im Olivenöl enthaltenen Antioxidantien verhindern die Oxidation von LDL und beugen so seiner Ablagerung an den Arterienwänden vor.

det und zur Leber transportiert, wo es abgebaut oder umgewandelt wird.

Olivenöl hält das Cholesterin im Zaum

Groß angelegte Forschungsstudien im biochemischen wie im klinischen Bereich haben zweifelsfrei ergeben, dass eine an gesättigten Fettsäuren reiche Ernährung, wie sie – leider – hier zu Lande und bei den meisten anderen unserer west- und nordeupäischen Nachbarn üblich ist, den Gehalt an LDL-Cholesterin im Blut erhöht.

Eine Kost, die reich an Kohlenhydraten, Ballaststoffen sowie einfach ungesättigten Fettsäuren ist, senkt dagegen den LDL-Gehalt im Blut und senkt deshalb das Risiko für koronare Herzkrankheiten (KHK). Olivenöl trägt durch die reichlich enthaltene Ölsäure, einer einfach ungesättigten Fettsäure, dazu bei. Die positiven Auswirkungen von einfach ungesättigten Fettsäuren auf die Zusammensetzung des Cholesterins im Blut, das – wie es die Mediziner nennen – Serumlipidprofil, sind inzwischen nachgewiesen: Sie verringern das LDL-Cholesterin und damit das Risiko für Ablagerungen an den Arterienwänden, ohne dabei den Gehalt an HDL-Cholesterin zu beeinflussen.

Das LDL-Cholesterin wird unschädlich gemacht

Außer für ein günstiges Verhältnis zwischen LDL und HDL zu sorgen, besitzen einfach ungesättigte Fettsäuren die Fähigkeit, das LDL-Cholesterin zu »entschärfen«, sodass es weniger schädlich für die Arterien ist: Sie setzen die Oxidationsempfindlichkeit von LDL herab und verhindern damit seine chemische Umwandlung, infolgederer es sich ablagern kann. Im Gegensatz zu Ölen mit mehrfach ungesättigten Fettsäuren kann Olivenöl also aufgrund seines hohen Gehaltes an einfach ungesättigten Fettsäuren vor einer Oxidation des LDL-Cholesterins schützen; seine antioxidativ wirksamen Bestandteile

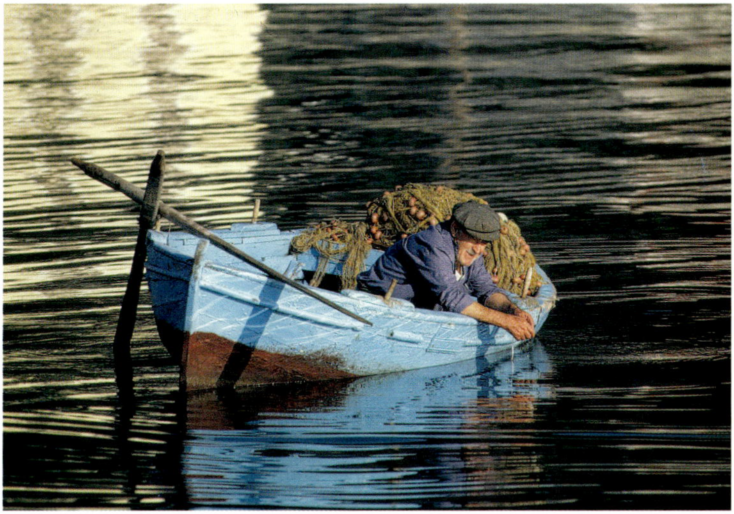

Frischer Fisch und Olivenöl sind die besten Trümpfe gegen erhöhten Cholesterinspiegel und Herz-Kreislauf-Erkrankungen.

wie unter anderem Vitamin E (siehe Seite 53) verstärken diesen Effekt zusätzlich.

Studien haben gezeigt, dass die Blutcholesterinwerte und das Auftreten von Herz-Kreislauf-Krankheiten in den Mittelmeerländern deutlich niedriger sind als in anderen Ländern. Das kommt nicht von ungefähr, denn durch die mediterrane Ernährung und vor allem durch das Olivenöl lassen sich sowohl zu hohe LDL- als auch Gesamtcholesterinwerte senken, und auch die Anfälligkeit des LDL gegenüber Oxidation verringern. Damit haben Sie einen der besten Trümpfe gegen koronare Herzkrankheiten sowie gegen Arterienverkalkung in der Hand, denn erhöhte LDL-Werte und oxidative Veränderungen des LDL sind einer der Hauptrisikofaktoren für die Entstehung dieser Erkrankungen.

Wer regelmäßig Olivenöl in Kombination mit mediterraner Kost zu sich nimmt, verringert nachweislich das Risiko koronarer Herzerkrankungen.

Geprüft auf Herz und Nieren

Olivenöl ist nicht nur zum Gaumen, sondern auch zum Herzen gut: In Ländern, in denen traditionell viel Olivenöl verwendet wird, ist die Rate an Erkrankungen von Herz und Kreislauf

Koronare Herzkrankheiten (KHK) wie Angina pectoris, Herzinfarkt und Linksherzinsuffizienz, werden durch Einengung oder Verschluss von Herzkranzgefäßen verursacht. Risikofaktoren sind unter anderem erhöhter LDL-Cholesterinspiegel, starkes Rauchen, Bluthochdruck, Übergewicht und Diabetes.

deutlich niedriger als in anderen Regionen der Erde – und das, obwohl auch die Mittelmeerländer in den letzten Jahrzehnten nicht von Fastfood und anderem Unbill auf den Tellern verschont geblieben sind. Zu dieser Erkenntnis kamen die Wissenschaftler durch zahlreiche epidemiologische Studien, in denen die Zusammenhänge zwischen Ernährung, Cholesterinwerten und Bluthochdruck beleuchtet wurden. Eine davon, die »Sieben-Länder-Studie«, erbrachte bereits in den 70er Jahren den Beweis, dass zwischen Nordeuropa, den USA und den Mittelmeerländern erhebliche Unterschiede hinsichtlich der Häufigkeit von koronaren Herzkrankheiten bestehen: In jenen Ländern, in denen vor allem einfach ungesättigte Fettsäuren durch die Nahrung aufgenommen wurden, lag die Krankheitsrate deutlich niedriger als beispielsweise in den USA, wo die Ernährung viele gesättigte Fettsäuren enthält.

In den USA, wo Olivenöl bislang keine so bedeutende Rolle spielt wie in Südeuropa, wusste man bereits 1977 um den immensen gesundheitlichen Wert von Olivenöl. Langjährige Studien erbrachten schon damals die große Wirksamkeit der Mittelmeerkost zur Vorbeugung von Herz-Kreislauf-Erkrankungen.

Mediterrane Kost als Grundlage für Ernährungsrichtlinien

Auch viele jüngere Untersuchungen bestätigen, dass eine Reduzierung gesättigter, zugunsten der Erhöhung einfach ungesättigter Fettsäuren das Risiko für Herz-Kreislauf-Erkrankungen senken kann. Denn dadurch werden vor allem die LDL-Werte im Blut sowie ein erhöhter Blutdruck gesenkt.

Auch andere Inhaltsstoffe der mediterranen Kost wie etwa antioxidativ wirksame Vitamine schützen Herz und Kreislauf (siehe Seite 53 f.). Deshalb empfehlen heute internationale Richtlinien zur Vorbeugung gegen KHK eine Ernährung, die jener der Mittelmeerkost entspricht: Wenig gesättigte und dafür mehr einfach ungesättigte Fettsäuren, nicht mehr als 30 Prozent der Energieaufnahme sollten auf Fett entfallen, reichlich pflanzliche Lebensmittel – Ballaststoffe und komplexe Kohlenhydrate – und wenig tierische Nahrungsmittel.

Hält den Blutdruck im Lot

Welcher Zusammenhang zwischen den Fetten in unserer Nahrung und Bluthochdruck besteht, ist im Augenblick noch Gegenstand von Untersuchungen. Fest steht jedoch, dass sich die mediterrane Ernährung mit ihrer charakteristischen Speise- und Nährstoffzusammenstellung positiv bei Bluthochdruck auswirkt. Dabei, so vermuten die Wissenschaftler, kommt – wieder einmal – den einfach ungesättigten Fettsäuren eine große Bedeutung zu.

Senkt das Risiko für Thrombosen

Bei Thrombosen kommt es zu lokal beschränkten Blutgerinnseln in Arterien oder Venen. Ihre Entstehung wird hervorgerufen durch Schäden an den Gefäßwänden, veränderte Blutströmung und veränderte Zusammensetzung des Blutes. Starkes Übergewicht, Fettsucht, hormonelle Veränderungen in der Schwangerschaft oder durch die Einnahme der Antibabypille sowie hohes Lebensalter begünstigen Thrombosen zusätzlich. Untersuchungen haben nun gezeigt, dass die Einschränkung tierischer Fette, beispielsweise durch weniger Fleisch, das Risiko für Thrombosen deutlich herabsetzt. Dieser Forderung wird die Mittelmeerküche vollauf gerecht – der Grund, warum sie Ernährungsexperten zur Vorbeugung gegen Thrombosen empfehlen.

In den westlichen Industrieländern entspricht die aufgenommene Menge an Fett etwa dem Doppeltem der empfohlenen Richtmenge. Das Resultat zeigt sich auf der Waage.

Beugt Diabetes vor

Mit der mediterranen Küche lässt sich auch das Risiko, an Diabetes mellitus (Zuckerkrankheit) zu erkranken, deutlich sen-

Eine gute Nachricht – vor allem für figurbewusste Genießer: Olivenöl liefert pro Gramm nur rund neun Kalorien, weniger als die meisten anderen Fette.

ken. Denn was rund um das Mittelmeer auf den Tisch kommt, erfüllt alle Anforderungen einer Diätkost: Viel Gemüse und Getreide, Kohlenhydrate überwiegend in Form von ballaststoffreichen Nahrungsmitteln, wenig tierische Fette und reichlich einfach ungesättigte Fettsäuren aus Olivenöl. Dies ist auch wissenschaftlich anhand von Vergleichen zwischen verschiedenen Kulturen und Ländern sowie durch Untersuchungen an Vegetariern verbürgt. Dabei zeigte sich nämlich, dass mit der Aufnahme von komplexen Kohlenhydraten und Ballaststoffen wie sie in Getreide, Gemüse und Obst enthalten sind, das Diabetesrisiko deutlich gemindert wird. Wer zugleich sein Körpergewicht unter Kontrolle hat, was bei dieser Art der Ernährung nicht schwer ist, tut ein übriges um der Zuckerkrankheit vorzubeugen.

Lässt die Pfunde schmelzen

Kohlenhydrate machen dick? Irrtum, Bevölkerungsstudien in den Mittelmeerländern beweisen das genaue Gegenteil: Zwischen der Aufnahme an Kohlenhydraten und dem Körpergewicht besteht eine deutliche inverse Beziehung. Das bedeutet, wer viel komplexe Kohlenhydrate, vor allem in Form ballaststoffreicher Nahrungsmittel isst, wiegt weniger, beziehungsweise nimmt weniger an Gewicht zu. Denn eine kohlenhydratreiche Ernährungsweise, wie sie im Mittelmeerraum üblich ist, hat einen geringeren Energiegehalt – liefert also weniger Kalorien – als eine fettreiche Ernährung und sorgt für eine optimalere Energieaufnahme. Die Mittelmeerkost mit ihrem geringen Anteil an tierischen Fetten ist also auch gut dazu geeignet, unliebsamen Pölsterchen zu Leibe zu rücken.

Wirksame Hilfe im Kampf gegen Krebs

Die Zusammenhänge zwischen der Nahrung und der Entstehung von Krebs sind sehr komplex und noch nicht vollständig aufgeklärt. Über eines ist man sich heute in wissenschaftlichen Kreisen jedoch allgemein einig: Durch eine bestimmte Ernährung lässt sich das Fortschreiten der Tumorerkrankung von der ersten Manifestation bis zum Wachstum und der Ausbreitung der Tumorzellen im Körper behindern. Man hat in Lebensmitteln Substanzen identifiziert, die Krebserkrankungen nicht nur vorbeugen, sondern auch seine Ausbreitung, die Metastasierung, hemmen können. Dabei erwiesen sich insbesondere die Vitamine, vor allem Vitamin A, Vitamin C und Vitamin E sowie Betakarotin als krebsvorbeugend wirksam – alle genannten Stoffe sind übrigens hocheffektive Antioxidantien

Nach Schätzungen des National Cancer Institute der USA können 35 Prozent aller Krebserkrankungen in Europa auf die Ernährung zurückgeführt werden. Dabei ist die Krebshäufigkeit in Nord- und Westeuropa generell höher als in den Mittelmeerländern.

MEDITERRANE KÜCHE ALS WIRKSAME HILFE IM KAMPF GEGEN KREBS

Kein Übergewicht Sie hilft, Übergewicht zu vermeiden – überflüssige Pfunde sind ein Risikofaktor für Brust-, Prostata-, Gebärmutter- und Gallenblasenkrebs.

Wenig tierische Fette Sie liefert wenig tierische Fette, die das Risiko für Magen-, Dickdarm-, Brust- und Eierstockkrebs erhöhen. So tritt in Ländern mit mediterraner Ernährungsweise Dickdarmkrebs weniger häufig auf als in den nordeuropäischen Ländern.

Viel Olivenöl Hauptfettquelle Olivenöl – dessen regelmäßiger Verzehr senkt das Risiko verschiedener Tumorerkrankungen.

Viel Getreide Sie ist reich an komplexen Kohlenhydraten und Ballaststoffen – vor allem Getreideprodukte schützen vor Dickdarm-, Brust-, Gebärmutter- und Prostatakrebs.

Viel Obst und Gemüse Sie ist reich an Obst und Gemüse und wirkt damit gegen Tumore der Verdauungsorgane, der Atemwege und gegen hormonbedingte Krebsarten wie Gebärmutter-, Prostata- und Brustkrebs.

Auch wenn die komplexen Zusammenhänge zwischen Ernährung und Entstehung von Krebs bislang noch nicht vollständig erforscht sind, so ist auf alle Fälle belegt, dass eine vitaminreiche Kost – vor allem mit den Vitaminen A, C und E sowie Betakarotin – Krebs vorbeugend wirkt. Olivenöl enthält sowohl viel Vitamin E als auch Betakarotin.

(siehe Seite 53 ff.). Auch der regelmäßige Genuss von ballaststoffreichen Nahrungsmitteln wie frisches Obst, Gemüse und Getreideprodukte können das Krebsrisiko deutlich herabsetzen – beispielsweise das Brustkrebsrisiko bei Frauen um bis zu 50 Prozent.

Vorbildlich – die mediterrane Küche

Seit langem ist der Wissenschaft bekannt, dass die Brustkrebshäufigkeit bei Frauen in den Mittelmeerländern fünfzig bis sechzig Prozent geringer ist, als beispielsweise bei US-Amerikanerinnen. Eine vor zwei Jahren durchgeführte griechische Studie lässt nun darauf schließen, dass sich durch Olivenöl das Brustkrebsrikiko herabsetzen lässt. Der Studie zufolge liegt der Grund darin, dass Olivenöl nicht so leicht oxidiert werden kann wie andere Fette und es viele antioxidativ wirksame Stoffe wie unter anderem Vitamin E und Betakarotin enthält. Zu der krebsschützenden Wirkung von Olivenöl gesellen sich die postiven Effekte des reichlichen Genusses von Obst und Gemüse, die das Brustkrebsrisiko um acht bzw. sogar um zwölf Prozent senken.

Ein Blick auf Europas Teller

Seit 1992 wird eine europaweite Studie zum Thema Krebs und Ernährung durchgeführt. Deren Anliegen ist es, gesicherte Erkenntnise über die Zusammenhänge zwischen Ernährungsgewohnheiten und Krebs sowie anderen chronischen Erkrankungen zu gewinnen. Beteiligt sind neun Länder und etwa 430 000 Menschen – von Nordschweden bis nach Sizilien und von Westspanien bis in den Osten Deutschlands. Einer der wichtigsten Bereiche der europäischen Studie ist die Untersuchung der Auswirkungen von bestimmten Fettarten auf die Krankheitsraten. Die ersten Ergebnisse der Studie werden zur Jahrtausendwende erwartet, denn erst dann sind alle gewonnenen Daten ausgewertet. Doch schon jetzt geben internationale Gesundheitsorganisationen wie die WHO, »Europa gegen Krebs« oder die »American Cancer Society« folgende Empfehlungen: Gesamtfett reduzieren, Übergewicht vermeiden, viel ballaststoffreiche Nahrungsmittel wie Vollkorngetreide, viel frisches Obst und Gemüse zu sich nehmen, Genuss von hochprozentigem Alkohol, Geräuchertem, Gepökeltem und Gesalzenem einschränken.

Bis heute steht gesichert fest: Eine ausgewogene Vollwertkost mit viel Gemüse und Ballaststoffen ist die beste Vorbeugemaßnahme gegen Krebs.

Mitstreiter für die Gesundheit

Dazu gehören zweifelsohne die sekundären Pflanzenstoffe, denn sie besitzen wirksame Eigenschaften in Bezug auf die Vorbeugung zahlreicher Beschwerden. So haben jüngste Forschungen ergeben, dass diese Stoffe in die Krebsentwicklung eingreifen können, indem sie krebsauslösende Faktoren bereits in der Anfangsphase blockieren. Sekundäre Pflanzenstoffe finden sich in der mediterranen Küche aufgrund ihres reichlichen Angebotes an Früchten, Gemüse und Olivenöl in einer großen Vielfalt.

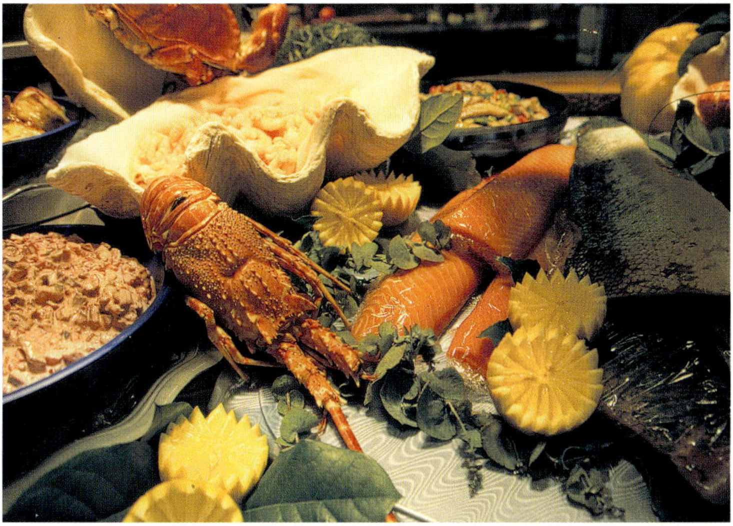

Gesund und köstlich direkt aus dem Mittelmeer: Meeresfrüchte und Fisch.

Paprika enthalten viel Betakarotin, Vitamin C und Antioxidantien, die das Herzinfarkt- und Krebsrisiko senken können.

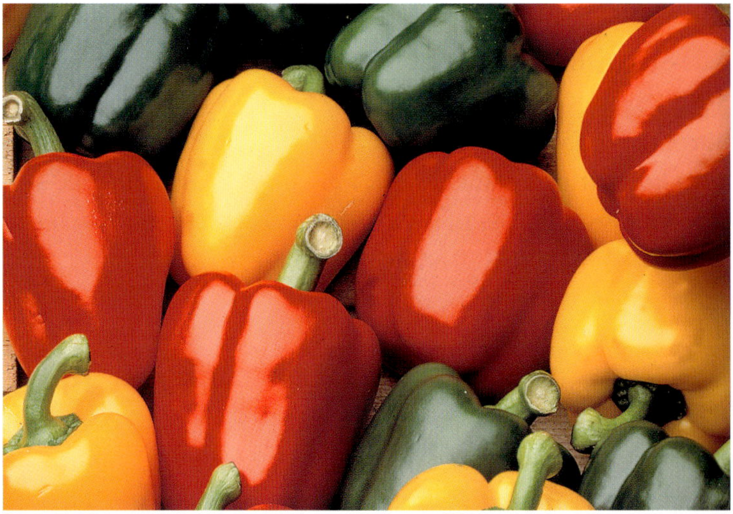

Natürlich dürfen hier auch nicht die Antioxidantien (siehe Seite 52 ff.) fehlen, denn sie können die Prognose verschiedener Erkrankungen, darunter beispielsweise koronare Herzkrankheiten, Diabetes, Bauchspeicheldrüsenentzündung und bestimmte Krebsformen, deutlich verbessern. Dies zeigten klinische Untersuchungen zur schädlichen Wirkung von oxidativem Stress. Zu den besten Antioxidantien gehören Vitamin C und E, die beiden Spurenelemente Selen und Zink, Betakarotin und das Koenzym Q 10, ein wichtiger Katalysator für unseren Stoffwechsel. Alle diese Stoffe sind reichlich in der mediterranen Kost enthalten.

Grundsätzlich gilt: Je höher das HDL- und je niedriger das LDL-Cholesterin, desto geringer ist die Gefahr einer Arteriosklerose.

Knoblauch und Zwiebeln

Die scharfen Knollen erhöhen den Gehalt an HDL- und reduzieren das LDL-Cholesterin im Blut, senken den Blutdruck, wirken Ablagerungen an den Gefäßwänden entgegen, verdünnen das Blut, verhindern Blutgerinnsel und tragen dazu bei, Schäden an den Arterien wieder rückgängig zu machen. Darüber hinaus enthalten sie Substanzen, wie Allizin, Querzetin und Ajoene, die krebserregende Stoffe wie etwa Nitrosamin und Aflatoxin blockieren können.

Fisch und Meeresfrüchte

Vor allem fetter Fisch, der reich an Fischöl (Omega-3-Fettsäuren) ist, reduziert das Risiko für Herzerkrankungen erheblich, denn er senkt den Blutdruck, erhöht das wünschenswerte HDL-Cholesterin im Blut, verdünnt das Blut, steigert den Blutfluss und trägt zur Auflösung von Blutgerinnseln bei. Zudem reduzieren Omega-3-Fettsäuren deutlich das Risiko von Metastasen, indem sie dazu beitragen, wandernde Tumorzellen an einer neuen Fixierung im Körper zu hindern.

Alle Nahrungsmittel einer ausgewogenen Ernährungsweise sollten stets frisch, frei von Schadstoffen und möglichst naturbelassen sein. Als Grundregel gilt: reichlich komplexe Kohlenhydrate, Eiweiß in Maßen und das richtige Fett.

Obst

Die meisten Früchte enthalten Stoffe wie etwa Betakarotin, Kumarine und Flavonoide, die krebserrregende Stoffe neutralisieren können.

Gemüse

Enthalten viel Betakarotin, Vitamin C und andere Antioxidantien, die das Risiko von Herz-Kreislauf-Krankheiten senken und gegen Krebs schützen können: Je grüner das Gemüse, desto höher der Gehalt an krebsschützenden Stoffen wie Betakarotin, Lutein oder Vitamin C; übrigens alles hervorragende Antioxidantien. Aber auch gelbe und rote Gemüse wie Karotten, Paprika, Tomaten und alle anderen gelben Gemüse wie Kürbisse sind reich an diesen Stoffen.

Ballaststoffe

Aktuelle Studien belegen, dass der regelmäßige und reichliche Genuss von ballaststoffreichen Nahrungsmitteln wie Getreide, Wurzelgemüse und Hülsenfrüchte chronischen Darmleiden bis hin zum Darmkrebs vorbeugen kann. Besonders Getreide

Hülsenfrüchte und Getreide – Eiweißlieferanten und Cholesterinsenker.

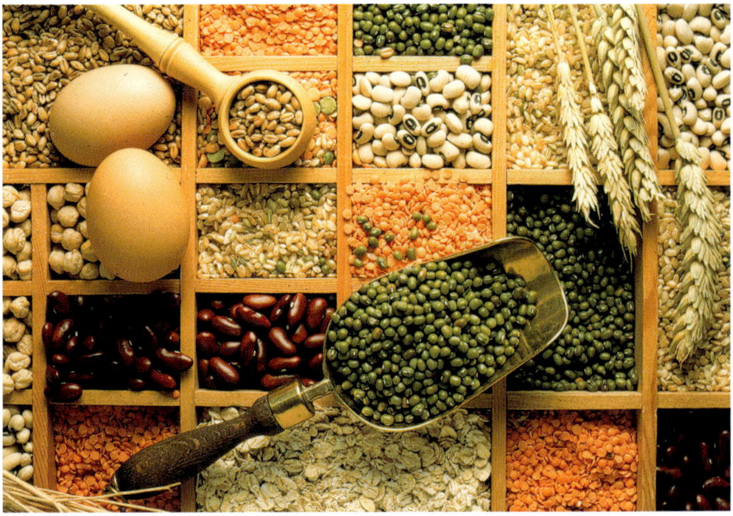

Eine ballaststoffreiche Ernährung sorgt dafür, dass Giftstoffe im Körper gebunden werden und die Darmfunktion angeregt wird.

besitzt einen hohen Anteil an unlöslichen Ballaststoffen, welche die Darmflora gesund halten und das Stuhlvolumen beträchtlich erhöhen. Dies wiederrum ist wichtig für die Gesundheit, denn je größer die Stuhlmenge, desto schneller passiert diese den Darm und desto geringer ist das Risiko für Erkrankungen im Verdauungstrakt – einschließlich Krebs. Ein höheres Stuhlvolumen senkt zudem die Konzentration bestimmter Stoffe, die Nahrungsbestandteile in für den Körper schädliche Verbindungen umwandeln. Hinzu kommt, dass schädliche Stoffe schneller durch den Darm geschleust werden und so erst gar nicht dazukommen, ihre Wirkungen zu entfalten. Doch auch anderen Beschwerden wie Herz-Kreislauf-Krankheiten können Ballaststoffe wirksam vorbeugen.

Hülsenfrüchte

Wie wichtig eine eiweißreiche Ernährung ist, ist inzwischen hinlänglich bekannt. Hülsenfrüchte sind nicht nur wichtige Eiweißlieferanten, sondern reduzieren auch deutlich den Gehalt an LDL-Cholesterin im Blut.

Wein

Seit geraumer Zeit ist das alte Wissen um die heilkräftigen Wirkungen von Wein, besonders jener von Rotwein, auch seitens der Wissenschaft belegt: Trauben in ihrer »geistig-flüssigen« Form wirken zum einen als starkes Antiseptikum, denn Wein hemmt das Wachstum von Bakterien und Keimen. Zum anderen setzt er das Risiko von Herz-Kreislauf-Erkrankungen deutlich herab, denn er reduziert den Gehalt an LDL-Cholesterin und regt die Durchblutung an. Und, Wein ist auch kein Dickmacher, wie oft fälschlicherweise angenommen wird.

Im Übermaß getrunken kann Wein zu gesundheitlichen Schäden führen. Um in den Genuss der genannten positiven Wirkungen zu kommen, empfehlen die Wissenschaftler ein bis maximal zwei Gläser (0,2 Liter) täglich – und dies auch stets nur zu den Mahlzeiten. Denn, wie ein italienisches Sprichwort mahnt: »Wer nach Tisch trinkt, der ist ein Säufer.«

OLIVENÖL VERKOSTEN

Ähnlich wie beim Wein gibt es auch beim Olivenöl nur einen Weg, um sein Lieblingsöl ausfindig zu machen: häufiges Verkosten. Um die unterschiedlichen Geschmacksnuancen feststellen zu können, sollten Sie jedoch einige Grundregeln beachten:

- Die beste Zeit zum Verkosten ist der späte Vor- oder Nachmittag.
- Vor der Probe nicht rauchen, Kaffee trinken oder Süßes essen.
- Als Probiergefäße eignen sich am besten kleine Schnapsgläser.
- Halten Sie (Mineral-)Wasser, Weißbrot und einige Äpfel zum Neutralisieren bereit.
- Ein besonderer Tipp: Laden Sie Freunde zur Verkostung ein.

Interessant hinsichtlich der mediterranen Ernährung ist das so genannte French paradoxon. Man fand heraus, dass in Südfrankreich die Rate an Herz-Kreislauf-Erkrankungen niedriger ist als in anderen Ländern. Und das, obwohl dort gerne und regelmäßig Wein getrunken und viel geraucht wird. Des Rätsels Lösung war bald gefunden: Gerade der Wein ist's, der die Herzen im Midi so gesund hält.

Pflegerezepte und alte Hausmittel

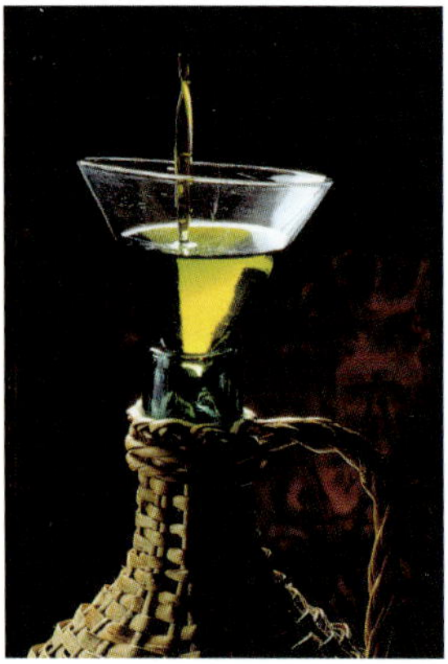

Nicht nur Gaumenschmaus, sondern auch wirksames Heilmittel: Olivenöl.

»Zwei Flüssigkeiten«, so der römische Geschichtsschreiber Plinius (24–79 n. Chr.), »sind es, die dem menschlichen Körper angenehm sind, innerlich der Wein und äußerlich das Olivenöl, die beide von Bäumen stammen, aber das Öl ist das Notwendigere.«
Angesichts der wertvollen Inhaltsstoffe von Olivenöl und den daraus resultierenden positiven Eigenschaften, die Sie auf den vorangegangenen Seiten bereits kennen gelernt haben, lässt sich die Meinung des berühmten Historikers des antiken Roms gut nachvollziehen.
Auf den folgenden Seiten finden Sie einige Kostproben an Rezepten und Anwendungen mit Olivenöl aus dem großen Repertoire der traditionellen Volksmedizin wie auch aus neuester Zeit – sowohl zur Haut- und Haarpflege als auch zur Behandlung zahlreicher Beschwerden.

Die Zutaten für die nachfolgenden Rezepte und Zubereitungen erhalten Sie in der Apotheke, der Drogerie, im Reformhaus und Naturkostladen sowie beim Lebensmittelhändler.

»Allheilmittel« Olivenöl

Seit jeher war der Gebrauch des »Fruchtsafts der Götter« nicht nur kulinarischen Belangen vorbehalten: Olivenöl findet seit Jahrtausenden mindestens ebenso häufigen und überaus wirksamen Einsatz zur Erhaltung und Wiederherstellung von Gesundheit und Schönheit.
»Flüssiges Gold« nannte der älteste epische Dichter des Abendlandes (etwa 8. Jahrhundert v. Chr.) das Öl aus den Früchten des in seiner Heimat Kleinasien weit verbreiteten Oliven-

baums. Diese Huldigung hat das Olivenöl sicherlich nicht nur der poetischen Sprache Homers zu verdanken, sondern auch seinen schon damals hoch geschätzten Eigenschaften, die zu allen erdenklichen Zwecken genutzt wurden. So diente des Dichters »flüssiges Gold«, lange bevor es seinen festen Platz in der Küche einnahm und als Nahrungsmittel Einsatz fand, überwiegend als Medizin und zur Haut- und Haarpflege. Olivenöl wurde in den antiken Kulturen rund ums Mittelmeer gewissermaßen als universelles »Allheilmittel« gegen alles verabreicht – von Atembeschwerden über Muskelkater bis hin zu Zahnfleischbluten.

Was man von Homer und seinen Zeitgenossen sowie aus den zahllosen, zum Teil seit Jahrtausenden bewährten und bis heute geschätzten Hausrezepten noch alles über die Verwendung von Olivenöl zu kosmetisch-pflegenden sowie zu heilsamen Zwecken lernen kann, erfahren Sie auf den folgenden Seiten.

Im antiken Griechenland war es ein beliebter Brauch, bei der Geburt eines männlichen Nachkommen einen Olivenzweig an der Haustür anzubringen.

Elixier für Haut und Haare

Dass sich unsere Vorfahren so gerne des Olivenöls bedienten, um ihre Haut und ihre Haare gesund und schön zu erhalten, hat viele gute Gründe. Inzwischen ist wissenschaftlich bestätigt worden, was man im antiken Hellas, in Rom und anderswo

ÖL GEGEN ZAHNSCHMERZEN

Der bereits zitierte römische Schriftsteller Plinius der Ältere empfahl Olivenöl mit etwas Wein versetzt gegen Zahnschmerzen. Pur auf die Zähne eingerieben, sollte Olivenöl diese weiß und gesund halten. Leicht erhitztes Öl schätzte er als Mittel gegen Ohrenschmerzen. Leicht erwärmt und mit einer Handvoll Rautenblätter vermengt, verordnete es Plinius zur Beruhigung von Koliken sowie gegen Darmparasiten.

In der Kosmetikindustrie dient Olivenöl auch als Trägersubstanz zur Herstellung von Cremes, denen es mehr Geschmeidigkeit verleiht.

rund um das Mittelmeer wusste: Olivenöl ist ein wahres Haut- und Haare-Elixier. Denn in ihm stecken die geballte Kraft der südlichen Sonne, eine große Menge des »Schönheitsvitamins« E sowie viele andere wichtige Substanzen, welche die Haut gesund erhalten helfen. So kommt es, dass Olivenöl die Haut so wirksam pflegt und regeneriert wie kein anderes Öl. Es wirkt desinfizierend und wundheilend und ist deshalb hervorragend zur Pflege entzündeter und wunder Hautpartien geeignet – ideal für einen zarten Babypopo. Darüber hinaus entfaltet Olivenöl auch große Heilwirkungen bei verschiedenen Hauterkrankungen, unter anderem bei Ekzemen und allergischen Reaktionen. Doch darüber erfahren Sie bei den Hausmitteln und Heilrezepten mehr.

Öl auf die Haut statt aus den Teller

In den antiken Kulturen kam ein beachtlicher Teil des gewonnenen Olivenöls auf die Haut statt auf die Teller, ganz besonders bei den alten Griechen und Römern: Man verwendete es zur Reinigung des Körpers und rieb sich vor sowie nach dem Baden

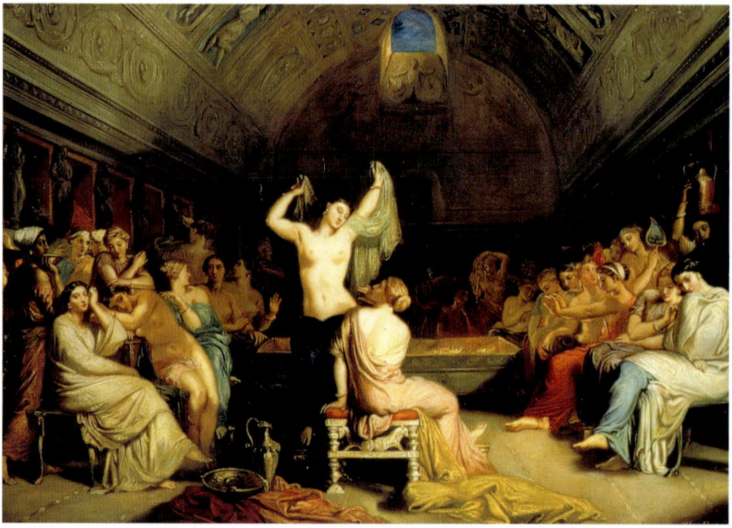

Olivenöl diente den alten Griechen und Römern zur täglichen Körperpflege und zu Heilzwecken.

OLIVENÖL FÜR DIE GÖTTER

Übrigens kamen im antiken Hellas nicht nur die Irdischen in den Genuss von Olivenöl – auch die Statuen der Götter salbte man regelmäßig damit, denn was den Erdenmenschen zuteil wurde, konnte man schließlich den Göttern nicht vorenthalten.

großzügig damit ein, um die Durchblutung anzuregen. Zugleich wurde die Haut vor dem Austrocknen durch die – vor allem im alten Rom üblichen – ausgedehnten Badeorgien geschützt. Die umfangreichen Ölmassagen hatten auch ihren medizinischen Segen – und dies von höchster Stelle: Kein Geringerer als der berühmte Arzt Hippokrates empfahl, den Körper regelmäßig mit Olivenöl einzureiben. Diesen Rat beherzigten auch die antiken Athleten. Sie schätzten Olivenölmassagen, welche ihre Muskeln vor den Wettkämpfen erwärmten und geschmeidig machten. Darüber hinaus gewährleistete die Ölschicht auf der Haut einen Schutz vor Sonne und Wind. Und schließlich erschwerte es, beispielsweise bei Ringkämpfen, den Zugriff des Gegners.

Bereits Hippokrates wusste um die kosmetischen Wirkungen des Olivenöls. Er empfahl tägliche Einreibungen zur Pflege der Haut und zum Schutz vor Wind und Sonne.

Kosmetische Essenzen mit Olivenöl

Olivenöl kam jedoch nicht nur pur zur Anwendung, sondern man versetzte es auch mit Blütenduftstoffen oder mit heilkräftigen Kräutern und nutzte es solcherart verfeinert als kosmetisches beziehungsweise medizinisches Salböl. Außer zur Einreibung der Haut diente das Öl auch bald zur Herstellung von Parfüm: Man legte einfach Rosen-, Iris-, Lavendel- und Jasminblüten – oder was es sonst noch in der betreffenden Region an duftenden Pflanzen gab – in das Öl ein und ließ sie darin für einige Wochen ziehen. Freilich handelte es sich bei diesen ersten Vorläufern noch nicht um hoch konzentrierte Duftstoffe wie bei den späteren Parfüms aus Pflanzenessenzen und

Olivenöl, das Sie zu Pflege- wie auch zu Heilzwecken nutzen, sollte selbstverständlich allererste Qualität aufweisen. Verwenden Sie auch sonst nur hochwertige und naturbelassene Zutaten zur Zubereitung von Heil- und Pflegemitteln; dies gilt insbesondere für Bienenhonig und andere Lebensmittel.

-absolues. Doch sie umgaben ihre Träger mit einem zarten Blütenduft und hatten zugleich den Vorteil, die Haut durch das Olivenöl zu pflegen.

Die ersten Seifen

Im Laufe der Jahrhunderte ließ die Vorliebe für Olivenöl zur Reinigung und Pflege des Körpers nach, und die ersten Seifen hielten Einzug in die Badestuben des alten Roms. Bereits im ersten Jahrhundert nach Christus war man ganz auf Seife eingestellt; allerdings hatte diese keine feste Konsistenz wie unsere heutigen, sondern glich eher einer cremigen Emulsion. Diese Seifenlotion, wie man heute sagen würde, gewann man durch das Aufkochen von Olivenöl mit Wasser und Asche und anschließendes Hinzufügen von etwas Kalk. Erst in der frühen Gotik begann man in den wichtigen kulturellen und wirtschaftlichen Zentren rund ums Mittelmeer, etwa in Marseille, Genua und Venedig, mit der Herstellung fester Seifen – und zwar, wie könnte es anders sein, aus Olivenöl. Die Rezepte und Verfahren zur Zubereitung waren von Stadt zu Stadt und von Epoche zu Epoche unterschiedlich, doch sind sie bis in unsere Zeit erhalten geblieben. Noch heute kann man beispielsweise in Marseille und anderen Städten Südfrankreichs zwischen einem reichen Angebot verschiedenster Farben, Formen und Größen von Olivenölseifen wählen. Eine der bekanntesten gibt es auch bei uns in fast jeder Drogerie zu kaufen: Palmolive, bestehend aus reinem Olivenöl.

Olivenöl als Träger heilsamer und pflegender Wirkstoffe

Dass Olivenöl ein guter Trägerstoff für wohlriechende Düfte und Pflanzenessenzen ist, wusste man bereits im Altertum, indem man es, wie bereits erwähnt, zu Parfümöl veredelte. Und auch heute gilt Olivenöl neben Jojoba- und Mandelöl als einer der besten Trägeröle für ätherische Essenzen – eine Tatsache, die Anhängern der Aromatherapie bestens bekannt ist. Die duftenden »Schwestern« der fetten Öle unterscheiden sich von diesen in vielerlei Hinsicht: Zum einen sind sie in höchstem Maße flüchtig und beginnen zu verdunsten, sobald sie in Kontakt mit Sauerstoff kommen. Zum anderen haben ätherische Öle einen anderen chemischen Aufbau als fette Öle. In ihrer Konsistenz dem Wasser sehr ähnlich, bestehen sie aus Alkoholen, Estern, Ketonen, Phenolen, Aldehyden und Terpenen.

Olivenöl ist ein idealer Trägerstoff für Heil- und Pflegezubereitungen. Es oxidiert nicht so schnell und wird daher nicht so leicht ranzig wie andere Pflanzenöle bzw. -fette, es ist stets flüssig und ein reines Naturprodukt.

DIE KUNST DES MISCHENS

Nicht zu viele Öle Kombinieren Sie nicht mehr als drei bis vier verschiedene Öle miteinander; ansonsten wird es unüberschaubar, was die Wirkungen anbelangt.

Wirkungen beachten Achten Sie bei Kombinationen mit ätherischen Ölen darauf, keine Öle mit entgegengesetzter Wirkung – also etwa ein beruhigendes mit einem anregenden – zugleich zu mischen.

So mischen Sie Füllen Sie die abgemessene Menge Olivenöl in ein dunkles Glasfläschchen mit Schraubdeckel; so kann nichts beim Mischen herausspritzen. Dann tropfen Sie die gewünschte Menge ätherisches oder fettes Öl hinzu. Zuletzt schließen Sie die Flasche und schütteln alles gut durch.

Dosierungen Falls Sie nicht nach Rezept vorgehen, nachstehend einige Dosierungsempfehlungen:

- Massage- und Gesichtsöle: 20–25 Tropfen Öl (oder Ölmischung) auf 100 ml Olivenöl
- Teilmassagen eines Körperteils: 35 Tropfen Öl (oder Ölmischung) auf 100 ml Olivenöl
- Badeöle: 20 Tropfen Öl (oder Ölmischung) auf 60 ml Olivenöl

Sissi, einst Kaiserin von Österreich, erhielt sich ihre legendäre Schönheit durch regelmäßige Gesichtsmassagen mit Kräuterölen. Sehr geschätzt am kaiserlich-königlichen Hof waren Rosmarinöl und eine Zubereitung, bei der frische Blüten von weißen Lilien in Olivenöl eingelegt wurden.

Ätherische Öle sind meist farblos und hell; sie sind löslich in fetten Ölen, Alkohol, Äther und Honig.
Trägeröle, in der Regel hochwertige pflanzliche Öle, dienen dazu, unverdünnte ätherische Öle und Ölmischungen aufzulösen und zu verdünnen. Sie bilden die Ausgangsbasis für ölhaltige Zubereitungen zur Körper- und Haarpflege, für Massagen und andere Anwendungen. Außer »Vehikel« für Duftstoffe zu sein, entfalten Trägeröle auch selbst heilkräftige Wirkungen, die jene der darin verdünnten ätherischen Öle noch verstärken können. Zudem sorgen Trägeröle für die Rückfettung der Haut und führen ihr wertvolle pflegende Substanzen zu. Neben seinen herausragenden pflegenden Eigenschaften besitzt Olivenöl den Vorteil, nicht so schnell zu oxidieren, also sich zu zersetzen und ranzig zu werden. Dies macht es zu einem idealen Trägerstoff für Heil- oder Pflegezubereitungen mit ätherischen Ölen. Ein weiterer Pluspunkt von Olivenöl ist, dass es im Gegensatz zu vielen anderen Trägerölen nicht durch chemische Verfahren gewonnen wird, sondern ein reines Naturprodukt ist – natürlich nur, sofern es sich um hochwertiges natives Olivenöl aus erster Pressung handelt. Darüber hinaus wird Olivenöl bei Zimmertemperatur nicht fest und muss vor der Anwendung nicht im Wasserbad erwärmt werden, wie das etwa bei Kokosnuss- oder Palmöl der Fall ist. Und so finden Sie unter den nachfolgenden Pflege- und Heilrezepten auch so manche, bei deren Zubereitung die Vorzüge des Olivenöls mit denen anderer fetter pflanzlicher oder ätherischer Öle kombiniert werden. Wenn Sie sich über diese Vorschläge hinaus selbst eine heilende oder pflegende Mischung mit Olivenöl kreieren möchten, hier einige Empfehlungen:

Massagen mit Olivenöl

Ganzkörpermassagen mit einer Mischung aus Olivenöl und ätherischen Essenzen stimulieren die Haut, entspannen und bringen verbrauchte körperliche wie auch geistige Energien zurück. Zugleich werden die Reflexzonen der inneren Organe angeregt und eventuelle Störungen ausgeglichen, Kreislauf, Blutdruck und Herztätigkeit harmonisiert und das Immunsystem aktiviert. Die Ölmixtur eignet sich darüber hinaus auch gut als Zusatz für ein entspannendes und pflegendes Bad: etwa eine Tasse Olivenöl, versetzt mit 20 Tropfen ätherischem Öl (bzw. Ölmischung) auf ein Vollbad.

Welchen Hauttyp haben Sie?

Um seine Haut ihren Bedürfnissen entsprechend und damit wirkungsvoll pflegen zu können, sollte man zunächst seinen Hauttyp bestimmen. Dazu kennt man in den Mittelmeerländern eine ganz einfache Methode: Vermischen Sie den Saft einer ungespritzten Zitrone mit einer halben Tasse destilliertem Wasser (aus der Apotheke), einem Esslöffel Olivenöl und drei Eiswürfeln. Sobald die Eiswürfel geschmolzen sind, tragen Sie die Mixtur auf Ihr Geicht auf und lassen diese zwei Stunden einwirken. Dann nehmen Sie einen Wattebausch und reiben mit diesem vorsichtig über Ihre Stirn; mit zwei weiteren Bäuschen reiben Sie über Kinn und Nase. Und so interpretieren Sie anschließend das Ergebnis:

- Sind alle drei Wattebäusche sauber geblieben, haben Sie eine trockene Haut.
- Ist die Watte dunkel geworden, ist Ihre Haut eher fett.
- Bei nur leicht dunkel verfärbten Wattebäuschen haben Sie eine Mischhaut.

Eine exakte Zuordnung zu einem bestimmten Hauttyp ist natürlich nur selten möglich – entsprechend dient dieser kleine Test nur zu Ihrer Orientierung, damit Sie einen gewissen Anhaltspunkt bei der Auswahl Ihrer Rezepturen zur Gesichtspflege haben.

Der »Papiertuchtest«

Alternativ können Sie auch den so genannten »Papiertuchtest« durchführen, um Ihren Hauttyp herauszufinden. Alles, was Sie dazu benötigen, sind ein frisches Handtuch, ein Papiertüchlein und etwa zwei Stunden Zeit:

TESTAUSWERTUNG

- Fette Haut: deutliche Abdrücke von allen Gesichtspartien
- Mischhaut: die Abdrücke von Kinn, Stirn und Nase sind deutlicher als jene von den Wangen
- Normale Haut: leichte Abdrücke von Stirn und Nase
- Trockene Haut: keine Abdrücke
- Empfindliche Haut: Rötungen, Hautschüppchen und andere Irritationen

- Reinigen Sie zunächst Ihr Gesicht mit warmem Wasser und trocknen Sie es mit dem Handtuch ab.
- Anschließend lassen Sie Ihre Gesichtshaut über zwei Stunden völlig unbehandelt, tragen also keine Cremes und auch kein Make-up auf. Während dieser Zeit verlassen Sie am besten nicht das Haus, damit der Hauttest nicht durch Umwelteinflüsse wie Ruß, Staub oder Zugluft verfälscht wird.
- Nach zwei Stunden legen Sie dann das Papiertüchlein eine Minute lang auf Ihr Gesicht, und zwar so, dass dieses vollkommen bedeckt ist.
- Jetzt geht es an die Auswertung: Aus Lokalisation und Intensität der Fettabdrücke Ihrer Haut, die auf dem Papiertuch zu sehen sind, lässt sich auf den Hauttyp schließen.

Schonende, aber gründliche Reinigung

Nach der Reinigung mit den genannten Zubereitungen waschen Sie Ihr Gesicht jeweils mit viel lauwarmem Wasser sorgfältig ab.

Ohne das tägliche und gründliche Reinigen des Gesichts von Staub- und Schmutzpartikeln wirkt die beste Pflegezubereitung nur halb so gut. Doch außer für eine sanfte Säuberung zu sorgen, sollten Reinigungsmittel der Haut wertvolle Pflege angedeihen lassen – diesem Anspruch werden die folgenden Rezepte zur Reinigung des Gesichts auf der Basis von Olivenöl vollauf gerecht.

Olivenöl pur

Eine Gesichtsreinigung mit purem Olivenöl pflegt und nährt die Haut bereits bei der Anwendung: Während das Öl sanft in die Haut einmassiert wird, nimmt es selbst tief sitzende Schmutz- und Staubpartikel sowie Schlackenstoffe auf und führt der Haut zugleich die wertvollen Inhaltstoffe des Olivenöls zu.

Petersilienlotion

◆ SIE BENÖTIGEN ◆
1 EL gehackte, frische Petersilie
30 ml süßes Mandelöl
50 g Lanolin
50 ml Olivenöl

Eine milde Reinigungsmilch, die sich besonders für empfindliche und zu Rötungen neigende Haut empfiehlt. Übergießen Sie die Petersilie in einer Glasflasche mit dem Olivenöl und lassen Sie sie eine Woche ziehen. Dann gießen Sie die Petersilie durch ein Sieb ab. Lassen Sie anschließend Lanolin, Mandelöl und den Olivenölrückstand im Wasserbad verschmelzen, rühren Sie alles gut durch und füllen Sie die Petersilienlotion dann in ein verschließbares Glasfläschchen ab.

Kamillenöl

◆ SIE BENÖTIGEN ◆
30 g Kamillenblüten
130 ml Olivenöl

Noch eine Reinigungszubereitung mit Kamillenblüten; sie ist ebenfalls sehr sanft zur Haut und hat den Vorteil, dass sie schneller zubereitet ist. Übergießen Sie die Kamillenblüten in einem hitzefesten Glasgefäß mit dem Olivenöl und erhitzen Sie diese Mischung im Wasserbad etwa eine Stunde lang; dabei das Gefäß nicht abdecken. Dann erkalten lassen und durch einen Kaffeefilter abgießen. Mit einem Wattebausch auf die Haut auftragen und damit das Gesicht reinigen.

BESONDERER TIPP

Olivenöl ist ideal zum Entfernen von Augen-Make-up: Tränken Sie einen Wattebausch damit und betupfen damit vorsichtig die Augenpartien; anschließend mit warmem Wasser nachspülen.

◆ SIE BENÖTIGEN ◆
60 g weiße Toilettenseife
50 ml Olivenöl
50 ml destilliertes Wasser
100 g Bienenwachs
20 g Kamillenblüten
20 g Ringelblumenblüten

Naturblütenseife

Diese Seife eignet sich gut für empfindliche und zu Rötungen neigende Haut.

1 Legen Sie die Blüten in einen Glasbehälter und übergießen Sie sie mit dem Olivenöl; zugedeckt zwei Tage ziehen lassen und dann durch ein Sieb abseihen.
2 Schnitzeln Sie die Seife mit einem Messer ganz fein, lassen Sie sie gemeinsam mit dem Bienenwachs im Wasserbad schmelzen und unterrühren Sie die in Öl eingelegten Blüten.
3 Das destillierte Wasser erhitzen Sie separat und fügen es dem Seifen-Wachs-Gemisch zu.
4 Alles gut verrühren, etwas erkalten lassen und kurz bevor die Masse fest wird, zu kleinen Bällchen formen. In Seidenpapier eingewickelt aufbewahren.

◆ SIE BENÖTIGEN ◆
1/4 l Kurmolke
20 ml Olivenöl
60 g Hafermehl
20 g Mandelkleie

Molke-Hafer-Öl

Molke hat, ebenso wie Mandelkleie und Hafermehl, eine sehr gute hautreinigende sowie leicht desinfizierende Wirkung; also ideal zur Reinigung unreiner und fetter Haut. Im Verbund mit den wertvollen hautpflegenden Eigenschaften des Olivenöls baut sie den natürlichen Schutzmantel der Haut wieder auf. Verühren Sie die Molke und das Hafermehl klümpchenfrei, geben Sie das Olivenöl und zuletzt die Mandelkleie dazu. Alles noch einmal gut durchrühren und in ein Cremedöschen mit Deckel abfüllen.

Cremes und Lotionen

Schädliche Umwelteinflüsse, der Aufenthalt in geschlossenen Räumen mit Zentralheizung, Arbeiten am Computer – all das entzieht der Haut Feuchtigkeit und greift zudem ihren natürlichen Säureschutzmantel an. Um ihr die verlorene Feuchtigkeit, aber auch wertvolle Nährstoffe wieder zuzuführen, ist es wichtig, die Haut regelmäßig mit Cremes, Lotionen und Emulsionen zu pflegen. Sehr gut eignen sich hierzu Zubereitungen mit Olivenöl, denn zum einen versorgen sie die Haut mit wertvollen Wirkstoffen, zum anderen machen sie die Haut weich, halten sie elastisch und wirken der Faltenbildung entgegen.

Römische Creme nach Galen

Ein betagtes Schönheitsrezept aus dem alten Rom: Über 1800 Jahre ist es her, dass der berühmte römische Arzt Galen diese Creme kreierte; ihre Wirkung ist jedoch beileibe nicht »von gestern«.

1 Erhitzen Sie das Olivenöl im Wasserbad, geben Sie die Rosenblüten hinein, decken Sie den Topf zu und lassen Sie die Mischung eine Woche lang ziehen.

2 Dann filtern Sie das Rosen-Öl-Gemisch durch ein Sieb ab, füllen es in ein Glastiegelchen und rühren das in einer Pfanne erwärmte, zähflüssige Bienenwachs hinein.

3 Anschließend geben Sie einige Tropfen destilliertes Wasser dazu und rühren so lange, bis die Creme eine salbenartige Konsistenz erreicht hat; in ein verschließbares Cremedöschen

◆ SIE BENÖTIGEN ◆

4 EL Olivenöl
1 Handvoll stark duftende Rosenblüten
1 EL Bienenwachs
etwas destilliertes Wasser

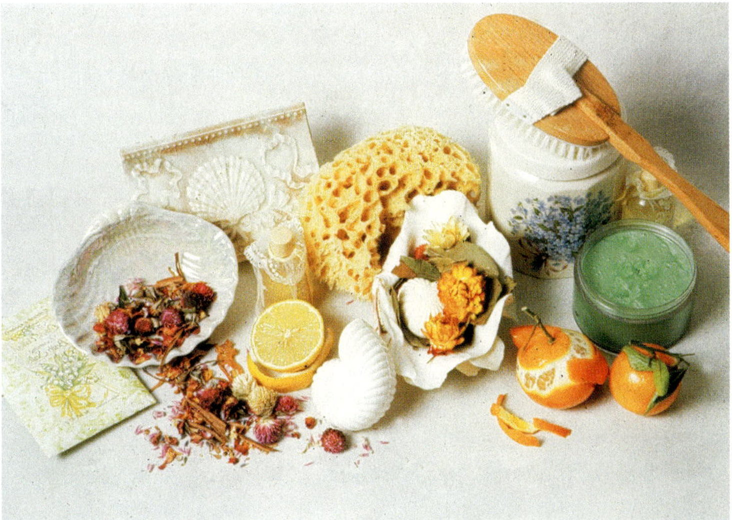

Der griechische Philosoph Demokrit war der Überzeugung, dass man 100 Jahre alt werde, wenn man »innerlich Honig und äußerlich Olivenöl« anwende.

abfüllen und im Kühlschrank aufbewahren. Die Creme ist etwa zwei Wochen haltbar.

◆ SIE BENÖTIGEN ◆
30 g Lanolin
10 g Jojobaöl
25 g Olivenöl
1–2 EL Baldrianextrakt
10 g Milchpulver

Baldriancreme

Die beruhigende Wirkung des Baldrian macht diese Creme ideal zur Pflege irritierter und nervöser Haut, die empfindlich auf Umwelteinflüsse reagiert.

1 Schmelzen Sie das Lanolin gemeinsam mit dem Jojobaöl im Wasserbad und geben Sie unter ständigem Rühren das Olivenöl und danach den etwas erwärmten Baldrianextrakt hinzu.
2 Dann rühren Sie diese Masse bis zum völligen Erkalten weiter und geben zum Abschluss das Milchpulver hinein.
3 Gut unterrühren und dann die Baldriancreme in ein Porzellandöschen mit Deckel füllen.

◆ SIE BENÖTIGEN ◆
30 ml Hamameliswasser
70 g Lanolin
30 ml Olivenöl

Hamameliscreme

Seit dem Altertum ist Hamamelis, auch bekannt unter dem Namen Zaubernuss, wegen seiner ausgleichenden und regenerierenden Eigenschaften eine beliebte Zutat zu Hautpflegemitteln. Besonders trockene Haut profitiert von der regelmäßigen Anwendung von Produkten mit Hamamelis.
Verrühren Sie das Hamameliswasser mit dem Lanolin und geben Sie zum Abschluss das Olivenöl hinzu. Gut vermischen und in ein Cremedöschen abfüllen.

◆ SIE BENÖTIGEN ◆
50 g Bienenwachs
1 EL Spinatsaft
1 EL Rosenwasser
10 ml Olivenöl

Spinatcreme

Spinat ist eine hervorragende Hautnahrung. Er enthält viel Vitamin C und E, die Vitamine B1 und B2 sowie Karotin, die Vorstufe von Vitamin A. Aus der Kombination mit Olivenöl resultiert ein exzellentes Schönheitsmittel, das die Haut strafft und ihr neue Elastizität verleiht.

1 Für den Spinatsaft pressen Sie gekochten Spinat durch ein feines Sieb.

2 Dann erwärmen Sie Bienenwachs und Olivenöl leicht im Wasserbad, geben den Spinatsaft und anschließend das Rosenwasser hinzu.
3 Bis zum Erkalten verrühren und in ein Cremedöschen abfüllen.

Masken und Packungen

Klassische Schönmacher mit Sofortwirkung: Masken und Packungen sind wie »Urlaub für die Haut«, denn sie geben ihr Gelegenheit zur Regeneration und führen ihr in kurzer Zeit hoch konzentrierte pflegende Substanzen zu.
Bevor Sie jedoch eine Maske oder Packung auftragen, müssen Gesicht, Hals und Dekolletee gründlich gereinigt werden. In der Regel sollten diese Hautkuren am Abend vor dem Schlafengehen durchgeführt werden, denn so können die wertvollen Wirkstoffe über Nacht nachwirken. Nach der Anwendung reinigen Sie Ihr Gesicht, Hals und Dekolletee gründlich mit warmen Wasser.

Bereits Nofretete wusste um die pflegende Wirkung von Olivenölsalben und -cremes .

Karottenmaske

Besonders gut für empfindliche und zu Rötungen neigende Haut.

◆ SIE BENÖTIGEN ◆
2 Karotten
1/2 Eigelb
1 TL Olivenöl

1 Schälen und raspeln Sie die beiden Karotten, pressen Sie sie aus (Entsafter) und vermischen Sie den Saft mit dem Eigelb und dem Olivenöl. Alternativ können Sie auch fertigen Karottensaft aus dem Reformhaus verwenden (etwa einen Esslöffel). Achten Sie jedoch darauf, dass der Saft keine Zusatzstoffe enthält.
2 Tragen Sie die Karottenmaske gleichmäßig auf Gesicht, Hals und Dekolletee auf . Dabei Augen, Nase und Mund aussparen! Lassen Sie die Karottenmaske etwa 20 Minuten einwirken und waschen Sie die Maske dann sorgfältig und gründlich mit warmem Wasser ab.

Salatmaske

Sie erfrischt, regeneriert und eignet sich für jeden Hauttyp. Tauchen Sie zwei große gewaschene Kopfsalatblätter kurz in Olivenöl, lassen Sie sie abtropfen, geben Sie etwas frischen Zitronensaft darüber und legen Sie die Blätter auf das Gesicht. Andrücken, einen mit warmem Wasser getränkten Waschlappen darüberlegen und zehn Minuten einwirken lassen.

Apfel-Hafer-Maske

Diese Maske empfiehlt sich besonders bei trockener und fahler Haut. Reiben Sie einen ungeschälten Apfel zu Brei und rühren Sie einen Teelöffel guten Bienenhonig und einen Esslöffel Hafermark dazu. Dann reiben Sie Ihr Gesicht und Ihren Hals mit Olivenöl ein und tragen im Anschluss die Maske auf; etwa 20 Minuten einwirken lassen und dann mit reichlich warmem Wasser wieder abwaschen.

Eigelbmaske

Wirkt nährend und glättend bei trockener und empfindlicher Haut. Verquirlen Sie ein Eigelb mit einem Teelöffel guten Bienenhonig und einigen Spritzern Olivenöl zu einer geschmeidigen Paste. Diese tragen Sie mit einem Pinsel auf Gesicht und Hals auf und lassen Sie 15 bis 20 Minuten einwirken. Dann mit warmem Wasser wieder gründlich abwaschen.

Glättung von Fältchen. Massieren Sie Ihr Gesicht dreimal in der Woche ganz sanft mit einer Mischung aus einem Esslöffel Olivenöl und einem Esslöffel frisch gepressten Saft einer unbehandelten Zitrone.

Ölerdemaske

Erfrischt den Teint und glättet die Haut; besonders für reifere Haut zu empfehlen. Lösen Sie einen Esslöffel Heilerde aus der Apotheke in etwas Leitungswasser auf, verrühren Sie sie mit einem Esslöffel Olivenöl und tragen Sie die Mixtur auf Gesicht, Hals und Dekolletee auf; Augen, Nase und Mundpartie sparen Sie dabei großzügig aus. 10 bis 15 Minuten einwirken lassen und dann mit lauwarmem Wasser gründlich abwaschen.

Körperöle

Hier einige Rezepte für Ölmischungen, mit denen Sie tagtäglich Ihren Körper von Kopf bis Fuß in den Genuss der pflegenden Eigenschaften des »flüssigen Goldes« bringen können.

Drei-Öle-Mischung

Füllen Sie 50 Milliliter Sesamöl, 25 Milliliter Rizinusöl und 10 Milliliter Olivenöl in eine Flasche, schütteln diese gut durch und versetzen die Ölmischung je nach Belieben mit drei bis vier Tropfen eines duftenden ätherischen Öls – zum Beispiel Jasmin-, Rosen- oder Orangenöl. Täglich nach dem Duschen oder nach dem Baden den Körper damit massieren.

Hautnähröl

Diese reichhaltige Rezeptur eignet sich sowohl zur täglichen Pflege der Körper- als auch der Gesichtshaut. Mischen Sie in einer großen Glasflasche einen halben Liter Olivenöl, 50 Milliliter Weizenkeimöl, 200 Milliliter süßes Mandelöl, 50 Milliliter Ölauszug aus Rosmarinblüten und vier Tropfen ätherisches

Hübscher Busen: Mischen Sie den Saft einer halben Zitrone mit 30 ml Olivenöl und 10 ml Aloe-vera-Gel in einem Fläschchen; schütteln Sie alles gut durch und massieren Sie diese Mischung im Uhrzeigersinn kreisend sanft auf Ihren Brüsten ein; die Brustwarzen dabei aussparen.

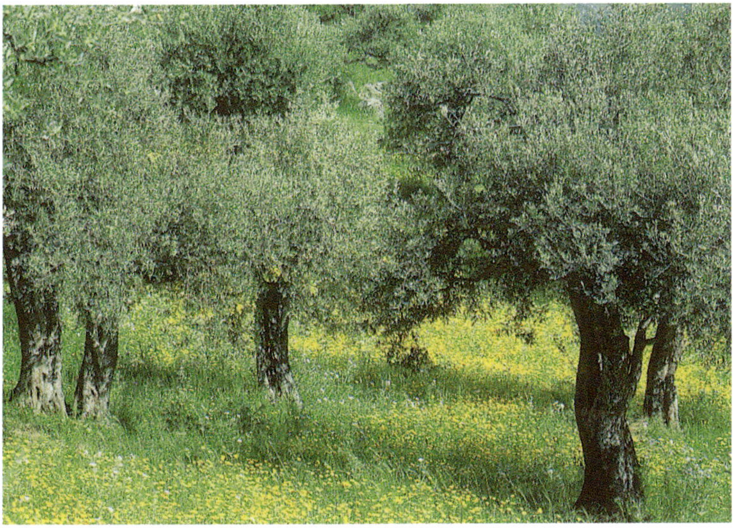

Olivenhain im Frühling. Die kleinen weißlichgelben Blüten verströmen einen äußerst angenehmen Duft.

Lavendelöl. Gut schütteln und den Körper täglich nach dem Baden oder Duschen damit massieren.

Beinwellöl

Beinwell wächst in unseren Breiten an feuchten Stellen und Gräben, entlang der Ufer von Seen und Teichen sowie auf feuchten Wiesen.

Hier eine Ölzubereitung für eine makellose und seidig weiche Haut an den Beinen, denn Beinwell enthält viel Allantoin, das die Hautoberfläche zusätzlich zum Olivenöl glatt und weich macht. Mischen Sie 100 Milliliter Olivenöl mit einem Esslöffel Beinwellblättersaft oder 30 Tropfen Beinwelltinktur und fünf Tropfen ätherischem Lavendelöl. Diese Mixtur massieren Sie täglich nach dem Duschen oder Baden auf den Beinen ein.

Duftendes Körperöl für jeden Tag

Geben Sie in einem großen Einmachglas 300 Gramm Rosenblätter (frisch oder getrocknet) in einen halben Liter Olivenöl, verschließen Sie das Glas und lassen Sie die Rosenblätter eine Woche lang in dem Öl ziehen. Danach seihen Sie die Blätter durch ein Sieb ab und füllen das nunmehr parfümierte Öl in ein dunkles Glasfläschchen mit Deckel. Mit dem Rosenöl können

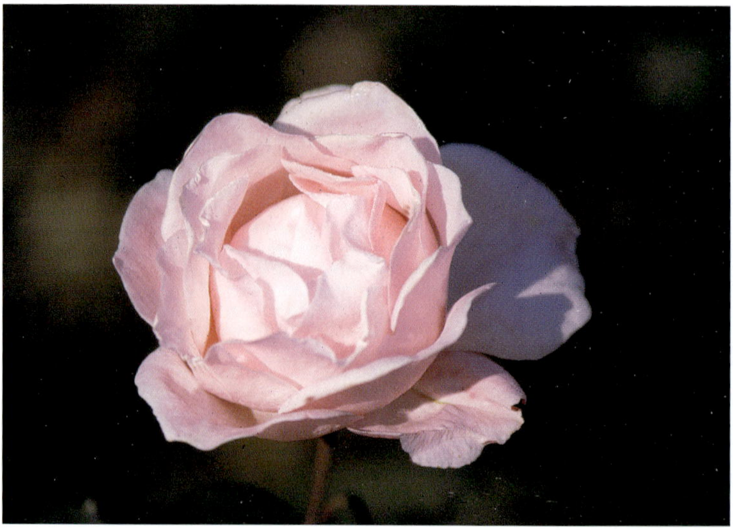

Mit Rosenblättern und Olivenöl können Sie ein zart duftendes Körper- und Badeöl zubereiten.

BESONDERER TIPP

Macht die Zähne weiß und entfernt die Spuren von Kaffee, Tee, Rotwein und Nikotin:
Tauchen Sie einen Finger in Olivenöl und reiben Sie damit Ihre Zähne ein. Darüber hinaus sollten Sie Ihr Zahnfleisch regelmäßig mit Olivenöl massieren – das kräftigt es und stärkt seine Widerstandskraft.

Sie täglich Ihren Körper verwöhnen, denn es pflegt und umgibt Sie mit einem zarten Duft nach Rosen. Darüber hinaus eignet sich das Rosenöl auch sehr gut als pflegender Badezusatz – geben Sie drei Esslöffel davon auf ein Vollbad.

Erfrischendes Lavendelöl

Diese Ölmischung ist vor allem zur Einreibung an heißen Tagen gedacht, denn sie erfrischt nachhaltig und umgibt Sie mit einem sanften Lavendelduft.

1 Zerreiben Sie die Blüten in einem Mörser und geben Sie sie in einen Glasbehälter.
2 Dann verquirlen Sie den Weißwein mit dem Olivenöl und übergießen damit die Blüten; zudecken und vier Tage lang ziehen lassen.
3 Dann erhitzen Sie die Ölkräutermischung im heißen Wasserbad und gießen sie durch einen Kaffeefilter ab.
4 In ein braunes Glasfläschchen abfüllen und vor Licht geschützt und kühl aufbewahren.

◆ SIE BENÖTIGEN ◆
30 g frische Lavendelblüten
10 g frische Johanniskrautblüten
20 g Kornblumenblüten
200 ml Olivenöl
$^1/_4$ l trockenen Weißwein

Zitronenöl

Eine Einreibung mit Olivenöl und Zitronensaft macht müde und überanstrengte Füße wieder fit – ideal nach langen Stadtspaziergängen und ausgedehnten Einkaufszügen: Nehmen Sie zunächst ein warmes Fußbad und massieren Sie anschließend

Ihre Füße ausgiebig – etwa zehn Minuten – mit einer Mischung aus einem Esslöffel Olivenöl und einem halben Esslöffel frisch gepresstem Zitronensaft.

Olivenöl mit Meersalz

Massieren Sie Ihre Haut mehrmals wöchentlich mit einer Mischung aus gleichen Teilen Olivenöl und grobem Meersalz. Von diesem zugleich pflegenden und hautklärenden Peeling profitieren vor allem die Ellenbogen und die Knie sowie alle anderen Körperpartien, an denen die Haut besonders stark strapaziert ist.

Intimpflegeöl

◆ SIE BENÖTIGEN ◆
30 g Schafgarbenkraut
30 g Salbeiblätter
20 g Weidenblätter
10 g Kamillenblüten
10 g Bärentraubenblätter
100 ml Olivenöl
10 ml Avocadoöl
2 Tropfen ätherisches Lavendelöl

Eine erfrischende, mild desinfizierende und leicht geruchshemmende Ölmischung zur Pflege des Intimbereiches.

1 Mischen Sie alle Kräuter, geben Sie sie in eine große Glasflasche und übergießen Sie sie mit dem zuvor auf etwa 70 °C erwärmten Olivenöl.
2 Die Mischung zudecken und eine Woche ziehen lassen.
3 Dann die Kräuter durch ein Sieb abseihen, das Avocado- und das Lavendelöl dazugießen und alles gut verrühren.

Ganzkörperölbäder

Buttermilchölbad

Dieser erstklassige Schönheitstipp stammt von der Schauspielerin Nadja Tiller. Massieren Sie vor dem Baden den ganzen Körper mit Olivenöl ein, vor allem die Fußgelenke und die Ellenbogen. Dann gießen Sie drei Liter frische Buttermilch sowie eine Tasse guten Bienenhonig ins warme Badewasser. Diese Kombination von Olivenöl, Buttermilch, Honig und warmem Wasser macht sich besonders gut bei trockener und spröder Haut.

Heißes Olivenölbad

Von der legendären österreichischen Kaiserin Sissi ist uns eine etwas eigenwillige Pflegemethode überliefert. Sie schätzte regelmäßige Bäder in erwärmten Olivenöl, um sich ihre legendäre, ohnehin schon überschlanke, Figur zu erhalten. Laut den Aufzeichnungen ihrer Kammerdame waren diese Schönheitsanwendungen nicht ungefährlich, denn die Regentin war der unerschütterlich festen Überzeugung, dass das Bad nur dann die in ihren Augen überflüssigen Pfunde zum Purzeln bringen konnte, wenn das Olivenöl richtig warm war – je heißer, desto besser für die Linie.

Pflege für Hände und Nägel

Der Haushalt und damit verbunden der Kontakt mit Reinigungsmitteln oder scharfen, ätzenden Stoffen und andere Arbeiten fordern ihren Tribut von den Händen. Die Haut trocknet aus, wird rauh, spröde und büßt nach und nach ihren natürlichen Säureschutzmantel ein. Auch die Fingernägel leiden darunter und brechen ab. Abhilfe schaffen Schutzhandschuhe, regelmäßiges Eincremen – und die regelmäßige Pflege mit Zubereitungen aus Olivenöl.

Jod-Öl-Pflegebad

Gegen rissige und spröde Fingernägel sowie gegen rissige Nagelhaut hilft eine mehrwöchige Badekur in warmem Olivenöl. Füllen Sie eine Tasse voll in einen kleinen Topf, erwärmen Sie das Öl leicht und gießen Sie es anschließend in ein kleines Schüsselchen. Dann tauchen Sie Ihre Fingerspitzen fünf bis zehn Minuten lang in das Olivenöl, trocknen sie danach ab und betupfen die Nägel zum Abschluss mit etwas jodhaltigem Alkohol. Führen Sie das Ölbad am besten abends vor dem Schlafengehen durch, dann können die pflegenden Inhaltsstoffe des Olivenöls über Nacht wirken.

Auch wenn manche der hier aufgeführten Pflege- und Schönheitstipps auf den ersten Blick etwas seltsam, ja beinahe exotisch anmuten, sollten Sie sich nicht scheuen, die Rezepturen einfach einmal auszuprobieren. Die natürlichen Inhaltsstoffe aller Rezepturen verursachen nur in den seltensten Fällen allergische Reaktionen.

BESONDERER TIPP

Das Ölbad eignet sich natürlich nicht nur für Nagelprobleme, sondern macht auch die Hände selbst wieder zart und geschmeidig. Dazu nehmen Sie jedoch die doppelte Menge Olivenöl und baden Ihre Hände für 15 Minuten darin. Nach dem Bad lassen sich übrigens die Nägel gut maniküren, denn durch das Öl sind sie weich.

◆ SIE BENÖTIGEN ◆
1 Handvoll getrocknete Ringelblumenblüten
100 ml Olivenöl
20 g Bienenwachs
4 Tropfen ätherisches, echtes Melissenöl

Ringelblumenhandcreme

1 Erwärmen Sie die Blüten 20 Minuten in dem Olivenöl, filtern Sie sie dann mittels eines Siebes heraus und geben Sie das Bienenwachs zu dem warmen Öl.

2 Das Ganze schmelzen lassen, kaltrühren und das Melissenöl hinzutröpfeln.

3 Anschließend füllen Sie die Handcreme in ein Döschen ab; gekühlt gelagert hält sie sich etwa fünf Monate lang frisch.

◆ SIE BENÖTIGEN ◆
1 EL Reismehl
etwas Vollmilch
1 EL Olivenöl

Öl-Reis-Packung

1 Zuerst bereiten Sie die Reismasse zu, indem Sie das Reismehl mit etwas Vollmilch zu einer geschmeidigen Paste verrühren.

2 Anschließend verteilen Sie das Olivenöl auf Ihren Händen und tragen darüber die Reismilchmasse gleichmäßig auf.

3 Lassen Sie die Packung zehn Minuten lang einwirken; die Wärme Ihrer Hände lässt die Wirkstoffe des Öls tief in die Haut einziehen und macht sie weich und geschmeidig.

Nagelöl

Verrühren Sie 50 Gramm Olivenöl, je 25 Gramm Avocadoöl, Vaseline, Rizinusöl und einen Tropfen Bittermandelöl in einem hohen Topf. Erhitzen Sie die Mischung im Wasserbad, bis alles verschmolzen ist. In ein Porzellantöpfchen gießen und die Nägel regelmäßig mit diesem Öl einreiben.

Essig und Öl

Gegen rissige Hände hilft auch Folgendes: Mischen Sie einen Esslöffel Olivenöl mit einem Esslöffel Apfelessig und massieren Sie die Mixtur nach jedem Händewaschen und vor dem Zubettgehen auf den Händen ein; eignet sich übrigens auch gut für den »Rest« des Körpers.

Regelmäßiges Massieren mit Olivenöl kräftigt Finger- und Zehennägel und hält sie schön glänzend und gesund.

Papayapackung

Papayas enthalten ein Enzym namens Papain, das Eiweiß spaltet und auch dazu verwendet werden kann, um verhärtete Hautstellen zu erweichen und Hornhaut an Fersen und Fußsohlen zu lösen.

Für die Papayapackung zerdrücken Sie das Fruchtfleisch einer mittelgroßen reifen Papaya mit der Gabel, rühren zwei Esslöffel Olivenöl darunter und tragen diese Mixtur auf die Füße auf. Nach 15 Minuten waschen Sie die Packung mit warmem Wasser gründlich wieder ab und ölen die Füße abschließend mit Olivenöl ein. Bei regelmäßiger Anwendung – etwa zweimal pro Woche – können Sie die Hornhaut in der Regel nach etwa einem Monat ablösen.

ÖLKUREN

Vor dem Einschäumen sollten Sie bei jeder dritten Haarwäsche Ihre Haare mit einer Ölpackung verwöhnen, besonders wenn Sie trockene und spröde Haare haben. Das erfordert zwar wegen des längeren Ausspülens mehr Zeit, lohnt sich aber: Massieren Sie Olivenöl in Haare und Kopfhaut ein, lassen Sie es mit einem Handtuch um den Kopf gewickelt 15 Minuten einziehen und waschen Sie dann wie gewohnt Ihre Haare. Spülen Sie sie mehrmals hintereinander aus, um sicher zu gehen, dass auch alle Ölreste entfernt sind.

Die wertvollen pflegenden und vitalisierenden Inhaltsstoffe des Olivenöls schützen das Haar vor schädlichen Umwelteinflüssen.

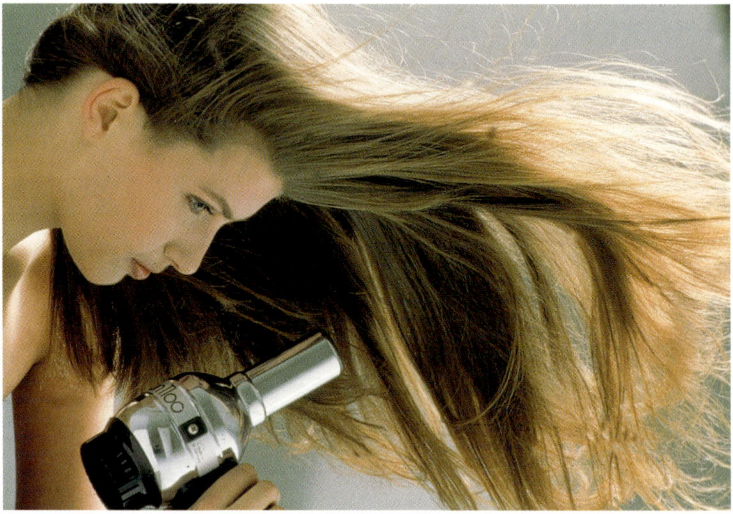

Wenn die Haarpflege einmal schnell gehen muss, verrühren Sie einen Esslöffel leicht erwärmtes Olivenöl mit einem Esslöffel gutem Bienenhonig und tragen diese Mischung auf das feuchte Haar auf; fünf Minuten einwirken lassen und mit reichlich Wasser ausspülen.

Haarpflege

Mit Olivenöl können Sie Ihr Haar durch die vielen wertvollen Inhaltsstoffe pflegen und vitalisieren, die Haarstruktur regenerieren und es vor schädlichen Umwelteinflüssen sowie vor den Auswirkungen von Dauerwelle, zu heißem Fönen oder regelmäßigem Färben schützen. Das Haar wird durch die Pflege mit Olivenölpräparaten geschmeidiger und bekommt wieder mehr Glanz und Widerstandskraft.

Gegen Schuppen

Stellen Sie aus 150 Gramm Olivenöl, je 20 Gramm Rizinusöl und Kölnischwasser eine Mixtur her und massieren Sie diese täglich einmal in die Kopfhaut ein.

Gegen trockenes Haar

Mischen Sie 70 Gramm Olivenöl, 150 Gramm Rum und fünf Gramm Lavendelessenz (aus der Apotheke) und massieren Sie die Mischung vor dem Zubettgehen in Ihr Haar ein. Über Nacht einwirken lassen und am nächsten Morgen auswaschen.

Festiger

Hier eine Mixtur, falls Ihr Haar sich nach dem Kämmen oder Bürsten stets elektrisiert »quer« legt. Verrühren Sie zwei Esslöffel Bienenhonig, einen Esslöffel Olivenöl und einen Esslöffel frisch gepressten Zitronensaft und massieren Sie diese Mischung in Haar und Kopfhaut ein. 20 Minuten wirken lassen – idealerweise in der Sonne – und dann mit einem milden Shampoo auswaschen.

Naturparfüm: Schlitzen Sie eine Vanilleschote auf, schneiden Sie sie in drei Zentimeter lange Stücke, legen Sie diese in ein Glasdöschen mit Deckel und gießen Sie eine Tasse Olivenöl darüber. Verschlossen eine Woche lang ziehen lassen, dann das Öl durch ein Sieb abgießen und die Vanilleschote auspressen.

Für glänzendes und fülliges Haar

Massieren Sie regelmäßig vor dem Haarewaschen folgende Mixtur ins Haar: ein Eigelb, zwei Esslöffel frisch gepressten Saft einer unbehandelten Zitrone, einen Esslöffel Olivenöl und ein Schnapsgläschen Bier. Danach gut ausspülen und die Haare wie gewohnt shampoonieren.

Henna-Öl-Packung

Verhilft trockenem und sprödem Haar zu neuer Spannkraft und gibt ihm Glanz. Verrühren Sie einen Esslöffel Olivenöl mit einem Esslöffel farblosen, neutralen Hennapulver zu einem Brei und verteilen Sie diesen im feuchten Haar. Wichtig ist, dass Sie vor allem die Haarpsitzen gut »einpacken«. Dann 30 Minuten einwirken lassen und die Haare anschließend mit einem milden Haarshampoo auswaschen.

Hausmittel und bewährte Heilrezepte

Welche positiven Auswirkungen Olivenöl auf unsere Gesundheit hat, haben Sie in den vorangegangenen Kapiteln bereits ausführlich erfahren.
Diese Effekte können Sie ganz allgemein zur Vorbeugung wie auch zur gezielten Behandlung, beispielsweise eines erhöhten Gehalts an LDL-Cholesterin, zur Anregung der Verdauung sowie zur Linderung von Gelenkschmerzen, nutzen. Dazu sollten

Kräuterzubereitungen – ob als Salbenmischung, Badezusatz, Ölmischung oder Inhalationsöl – sind ein altes Hausrezept. Olivenöl eignet sich als Trägerstoff für die heilkräftigen Mischungen ausgezeichnet.

Sie allerdings Olivenöl fest in Ihren Speiseplan integrieren und Gerichten aus der mediterranen Küche den Vorzug geben. Hier einige altbewährte Zubereitungen sowie Hausmittel mit dem »flüssigen Gold« bei speziellen Beschwerden.

Heilkräftige Kräuterzubereitungen mit Olivenöl

Das Einlegen von Heilkräutern in Öl gehört zu den ältesten Methoden zur Gewinnung von Arzneien. Die Wirkstoffe gehen in das Öl über, werden gewissermaßen »konserviert« und bleiben nahezu unbegrenzt lange erhalten. Ölmischungen mit Heilkräutern empfehlen sich besonders zum Betupfen von schlecht heilenden Wunden, für Umschläge bei bestimmten Hauterkrankungen, Verbrennungen und Erfrierungen sowie für Massagen und Einreibungen, für Inhalationen sowie als Badezusatz. Am beliebtesten und vielseitigsten unter den Heilkräuterölen ist das Johanniskrautöl. Es hilft bei depressiven Verstimmungen ebenso wie bei Gallen- oder Leberbeschwerden, Gicht, bestimmten Hautleiden, Kopf- oder Magenschmerzen sowie Verrenkungen oder Verstauchungen. Rotöl, wie man Johanniskrautöl auch nennt, können Sie gut und ganz einfach selbst herstellen.

Johanniskrautöl

Geben Sie auf einen Liter Olivenöl drei Handvoll frisches Johanniskraut. Diese Mischung lassen Sie in einem verschlossenen Gefäß zwei Wochen lang an der Sonne stehen. Dann geben Sie noch einmal drei Handvoll frisches Kraut dazu und lassen es wieder ein paar Tage an der Sonne stehen.

Wenn das Öl eine dunkelrote Farbe angenommen hat, seihen Sie es durch einen feinen Filter ab. Das Öl bewahren Sie an einem dunklen und kühlen Ort auf; so ist es unbegrenzte Zeit haltbar.

»Königsöl«

Hier handelt es sich um eine weitere höchst wirksame »ölige Arznei«, für die Sie eine Handvoll frischer Königskerzenblüten in einer Glasflasche mit 100 Milliliter Olivenöl übergießen. Dann verschließen Sie die Flasche und lassen den Inhalt drei bis vier Wochen im Freien ziehen; in dieser Zeit einmal täglich durchschütteln. Danach seihen Sie die Blüten durch ein feines Sieb oder ein Tuch ab und bewahren das Königsöl kühl und dunkel auf; es hält sich mehrere Jahre.

Nicht zur Nachahmung empfohlen: In Ermangelung anderer Verhütungsmittel soll man in Griechenland früher die großen Kalamata-Oliven als Diaphragma verwendet haben.

Grundrezept Heilkräuteröl

Außer Johanniskraut und Königskerzenblüten eignen sich noch viele andere heilkräftige Kräuter für ein »Ölbad«. Im Rezeptteil finden Sie noch eine Reihe Heilkräuteröle zur Behandlung bestimmter Beschwerden. Hier ist das Grundrezept; die Mengen richten Sie nach Ihrem Bedarf:

1 Säubern Sie die Pflanzenteile, trocknen Sie sie ab und legen Sie sie locker nebeneinander in gut gesäuberte Flaschen aus hellem Glas.

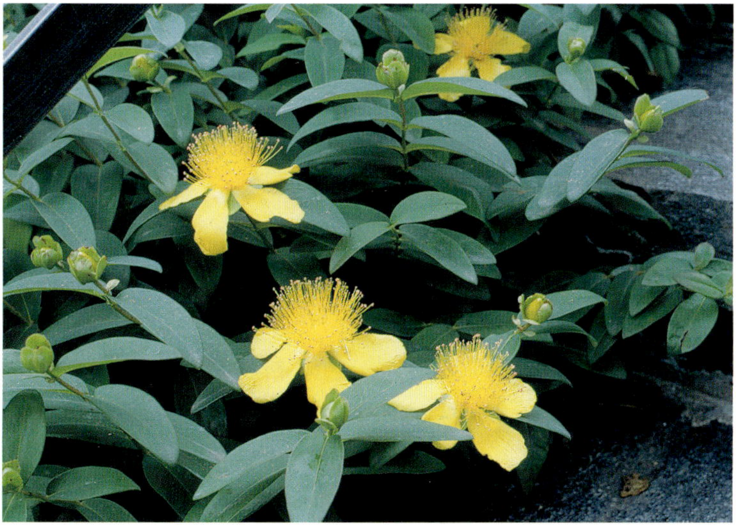

Für die Herstellung eines Heilkräuteröls mit Olivenöl eignet sich eine Vielzahl von Kräutern.

2 Gießen Sie dann hochwertiges natives Olivenöl extra darüber, sodass die Pflanzen vollkommen bedeckt sind. Die Flaschen mit einem Korken fest verschließen und auf eine sonnige Fensterbank stellen. Jeden Tag einmal gut durchschütteln.

3 Nach etwa vier Wochen ist Ihr Öl gebrauchsfertig: Seihen Sie den Flascheninhalt durch einen Trichter, in den Sie zuvor ein sauberes Baumwolltuch als feinen Filter gelegt haben. Das von den Pflanzenteilen befreite Öl füllen Sie dann in eine braune Flasche ab und bewahren es an einem kühlen und dunklen Ort auf, am besten im Keller.

»Ölziehen«

Regelmäßiges morgendliches Spülen des Mundraumes mit Öl, allen voran mit Olivenöl, unterstützt die Entgiftung und Entschlackung des Körpers. Denn das Öl löst Stoffwechselschlacken und Giftstoffe, die sich über Nacht in den Mund- und Rachenschleimhäuten angesammelt haben, nimmt sie auf und leitet sie aus dem Körper aus. Am besten ist es, wenn Sie das »Ölziehen« über einen längeren Zeitraum hinweg kurmäßig durchführen; besonders gut eignen sich hierzu die beiden Wochen nach Vollmond. In dieser Phase des Mondzyklus ist der Körper nämlich auf Ausscheiden eingestellt – Schlankheits- und Darmreinigungskuren sowie Kosmetikbehandlungen zur Reinigung der Haut zeitigen jetzt guten Erfolg.

Wie wohl die Entgiftung und Entschlackung durch das »Ölziehen« dem Körper tut, macht sich ebenfalls recht schnell bemerkbar: Die Haut wird straffer, glatter und sieht wesentlich jünger aus, die Verdauung funktioniert besser, Sie fühlen sich frischer und aktiver und die Immunkräfte sind stärker.

Auch so manche hartnäckigen Beschwerden, wie beispielsweise Nackenverspannungen, Kopfschmerzen oder Dauerschnupfen bessern sich spürbar.

Schon Plinius (römischer Dichter, 23 bis 79 n. Chr.) pries die Vorzüge des Olivenöls hinsichtlich der Mund- und Rachenraumhygiene. Olivenöl mit Wein vermischt heile, so der Dichter, Entzündungen im Mundraum; und weiter: Mundspülungen mit frischem Olivenöl halten die Zähne weiß.

»ÖLZIEHEN«

Zum »Ölziehen« nehmen Sie morgens nach dem Aufstehen - wenn Sie möchten, auch abends vor dem Schlafengehen - einen Schluck Olivenöl in den Mund, ziehen dieses zwischen den Zähnen hin und her und spülen den ganzen Mundraum damit; dann ausspucken und noch einmal mit frischem Öl wiederholen. Wichtig ist, dass Sie das Öl nicht zu lange im Mund behalten, damit die gelösten Schlacken- und Giftstoffe nicht wieder in den Körper zurückgelangen. Wie gut diese Behandlung wirkt, zeigt sich bereits nach der ersten Anwendung: Wenn Sie mit dem Olivenöl eine Weile gespült und »gezogen« haben, werden Sie feststellen, dass es einen bitteren, unangenehmen Geschmack bekommt; zudem wird es trübe und etwas dunkler. Dies liegt daran, dass das Öl nunmehr mit Schad- und Schlackenstoffen angereichert ist - ein gutes Zeichen, dass es seine Wirkung getan hat.

Hauterkrankungen

Lavendelöl bei Akne

Lavendel wirkt sanft desinfizierend und ebenso wie das Olivenöl entzündungshemmend bei Akne und unreiner Haut. Betupfen Sie die betroffenen Hautstellen mehrmals täglich mit einer Mischung aus fünf Tropfen ätherischem Lavendelöl (aus Apotheke oder Reformhaus) und zwei Esslöffeln Olivenöl.

Leinsamenpflaster bei Furunkeln und Geschwüren

Öffnet Geschwüre und Furunkel und lindert die Schmerzen. Verrühren Sie einen Esslöffel ganze Leinsamen mit einem Teelöffel Olivenöl und einem Esslöffel guten Bienenhonig, strei-

Um Schwangerschaftsstreifen vorzubeugen, sollten Sie - beginnend im dritten bis vierten Monat - Ihre Haut regelmäßig mit Olivenöl oder Olivenextrakt (aus der Apotheke) einreiben; das aktiviert die erschlaffende und sich dehnende Haut.

Grundsätzlich gilt: Bevor Sie Krankheiten und Beschwerden selbst behandeln, muss eine eindeutige und exakte Diagnose durch einen Facharzt erfolgen. Dies gilt insbesondere bei Hautkrankheiten.

chen Sie diese Mixtur auf ein Heftpflaster und befestigen Sie dieses auf der betroffenen Hautstelle. Am besten ist es, wenn Sie das Leinsamenpflaster den ganzen Tag über einwirken lassen. Sie können es übrigens auch gut über Nacht anlegen.

Johanniskrautöl bei Gürtelrose

Betupfen Sie die betroffenen Hautpartien wiederholt mit Johanniskrautöl; wie Sie dieses herstellen, lesen Sie auf Seite 96 nach. Solange noch Bläschen bestehen, können Sie auch ein Leinenläppchen mit ein wenig Johanniskrautöl tränken, auf die betroffenen Stellen auflegen und mit einer Mullbinde abdecken.

Beinwell-Rosmarin-Öl bei Hautpilzen

Dieses Hausmittel bewährt sich sowohl bei Haut- als auch bei Fußpilzerkrankungen: Rühren Sie 20 Gramm Beinwellwurzeln und 10 Gramm Rosmarinblüten (beides aus der Apotheke) in 750 Milliliter Olivenöl und erhitzen Sie diese Mischung vorsichtig etwa eine halbe Stunde lang im Wasserbad. Wenn die Ölmischung auf Körpertemperatur abgekühlt ist, seihen Sie sie durch ein Leinentuch ab und lassen sie über Nacht stehen. Am nächsten Tag schmelzen Sie, ebenfalls im Wasserbad, 40 Gramm Bienenwachs (aus der Apotheke) und rühren nach und nach die Ölmischung dazu, sodass eine salbenartige Konsistenz entsteht. Diesen Ölbalsam tupfen Sie mehrmals täglich auf die pilzbefallenen Hautstellen auf.

»Kleopatra-Bad« bei Neurodermitis

Wenn Sie unter chronischer Neurodermitis leiden, sollten Sie regelmäßig rückfettende Ölbäder nehmen. Bewährt hat sich hier besonders der von der legendären ägyptischen Herrscherin Kleopatra kreierte Badezusatz: Vermischen Sie einen Esslöffel Olivenöl mit einem Viertelliter Vollmilch, geben Sie diese

Mischung in das Badewasser (35 bis 37 °C) und baden Sie etwa zehn Minuten darin. Danach die Haut vorsichtig trockentupfen, um sie nicht erneut zu reizen, und mit einer wasserhaltigen Salbe oder Lotion einreiben.

Bei akuten Neurodermitisschüben hilft oft eine ganz einfache Maßnahme: Betupfen Sie die betroffenen Hautstellen mit etwas Olivenöl.

Milchschorf

Bei Säuglingen tritt Neurodermitis meist zwei bis drei Monate nach der Geburt als so genannter Milchschorf auf. Seit undenklichen Zeiten in den Mittelmeerländern bewährt ist das vorsichtige Betupfen der betroffenen Hautstellen, zunächst meist die Wangen und die Kopfhaut, mit Olivenöl.

Ölhaltige Vollbäder bei Schuppenflechte

Vor Beginn der bei Schuppenflechte erforderlichen ärztlichen Behandlung müssen die Schuppen von der Haut entfernt werden. Hierzu sind Vollbäder mit Olivenöl bestens geeignet. Geben Sie dem Badewasser für ein Vollbad fünf Esslöffel Olivenöl zu, rühren Sie mit den Händen um und baden Sie 10 bis 15 Minuten darin.

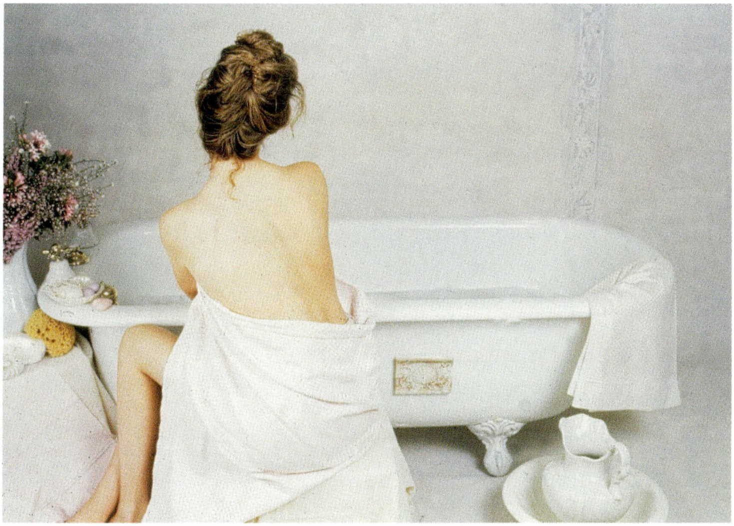

Vollbäder mit Olivenöl sind besonders zur Behandlung von Schuppenflechte geeignet. Durch das Bad werden die Schuppen von der Haut entfernt.

Vor tiefen Blicken ins Glas sollten Sie einen Esslöffel Olivenöl einnehmen. Denn das Öl legt sich auf die Schleimhäute von Magen und Darm und hemmt so die Absorbtion des Alkohols; zugleich beugen Sie damit auch einem Kater vor.

Knoblauchöl bei Warzen

Das Allheilmittel Knoblauch rückt auch Warzen zu Leibe – umso mehr in Verbindung mit dem nicht minder umfassend wirksamen Olivenöl. Streichen Sie morgens und abends einige Tropfen Knoblauchöl auf die Warzen (siehe Seite 104).

»Heilöl« bei Wundliegen

Ein uraltes Hausmittel, das sich auch hier zu Lande seit Generationen zur Behandlung wunder Hautstellen bewährt. Es besteht aus mehreren heilungsfördernden und entzündungshemmenden Kräutern. Rühren Sie zehn Gramm Bärlauch, fünf Gramm Ringelblumenblüten sowie je zwei Gramm Rosmarin- und Lavendelblüten in eine Tasse erwärmtes Olivenöl ein und erhitzen Sie die Mischung etwa drei Minuten in einem Topf (nicht kochen!). Dann lassen Sie die Mischung erkalten, erhitzen sie am nächsten Tag noch einmal kurz und rühren sie zehn Minuten gut durch. Sobald die Kräuterölmischung lauwarm geworden ist, seihen Sie sie durch ein Leinentuch ab und füllen sie in eine verschließbare Flasche um. Das Heilöl tragen Sie mehrmals täglich auf die wunden Hautstellen auf.

Efeuöl bei Zellulitis

Übergießen Sie eine Handvoll frische, gewaschene Efeublätter in einem Glas mit Schraubdeckel mit 200 Milliliter Olivenöl und lassen Sie die Mischung zwei Wochen lang gut verschlossen an einem warmen Platz ziehen. Danach abfiltern und zwei Tropfen ätherisches Rosmarinöl dazugeben. Das Efeuöl massieren Sie täglich nach dem Duschen oder Baden mit kreisenden Bewegungen auf den Problemzonen ein.

Orangenöl gegen Orangenhaut

Nomen est omen: Mischen Sie zehn Tropfen ätherisches Orangenöl mit einer halben Tasse Olivenöl und massieren Sie die

Schenkel sowie den Po damit kräftig ein. Bei regelmäßiger, täglicher Durchführung zeigen sich in Kürze die ersten, sichtbaren Erfolge.

Erkältungssymptome

Atembeschwerden und Bronchitis Mischen Sie zehn Tropfen ätherisches Eukalyptusöl mit 50 Milliliter Olivenöl und reiben Sie mehrmals täglich den gesamten Brustkorb, also auch seitlich und am Rücken, damit ein.

Schnupfen, Husten, Kopf- und Gliederschmerzen können Sie mit Hausmitteln wirkungsvoll behandeln. Klingen die Symptome jedoch nach sieben Tagen nicht ab, sollten Sie Ihren Arzt aufsuchen

Husten Ein altes Hausmittel aus Sizilien gegen Husten ist Olivenöl mit Zitrone. Dazu mischen Sie in einem kleinen Fläschchen vier Esslöffel Olivenöl mit vier Esslöffeln frisch gepresstem Saft von unbehandelten Zitronen, schütteln alles gut durch und nehmen von der Mixtur stündlich einige kleine Schlucke ein. Ebenfalls aus mediterranen Gefilden stammt folgendes Rezept, um den Hustenreiz zu lindern; es hilft übrigens auch ganz hervorragend gegen Halsschmerzen: Zerdrücken Sie zwei Zehen frischen, jungen Knoblauch und verrühren Sie die Masse mit zwei Esslöffeln Olivenöl sowie dem Saft einer unbehandelten Zitrone. Davon nehmen Sie dreimal täglich einen Teelöffel ein. Auch die Wirkstoffe des Ysops, einer Heil- und Ge-

HUSTENSALBE

Aus Sternkiefernharz, ätherischem Thymianöl (beides aus der Apotheke) und Olivenöl lässt sich schnell eine wirksame Hustensalbe herstellen:
Verühren Sie je eine halbe Tasse Olivenöl und Sternkiefernharz, geben Sie sieben Tropfen Thymianöl hinzu und verreiben Sie diese Mischung großflächig auf Brust und Rücken. Mit einem Baumwolltuch zudecken, eine Wolldecke um den Brustkorb wickeln und 20 bis 30 Minuten zugedeckt ruhen.

würzpflanze aus dem Mittelmeerraum, lindern den Hustenreiz und helfen, den Schleim aus den Atemwegen zu lösen: Mischen Sie drei Tropfen ätherisches Ysopöl (aus der Apotheke oder dem Reformhaus) mit zwei Esslöffeln Olivenöl und reiben Sie sich mehrmals täglich die Brust damit ein.

Achtung! Ohrenschmerzen können sehr gut mit warmem Öl behandelt werden. Doch Vorsicht: Träufeln Sie niemals Flüssigkeit – auch nicht Öl – in das Ohr, wenn Sie vermuten oder gar wissen, dass das Trommelfell beschädigt ist.

Ohrenschmerzen Öle sind gut zur Behandlung von Ohrenschmerzen geeignet, denn sie verteilen sich gut in dem – anatomisch gesehen – recht unzugänglichen Organ. Besonders empfehlenswert ist das Königsöl, von dem Sie bei akuten Ohrenschmerzen dreimal täglich drei bis vier Tropfen mit einer Pipette in das betroffene Ohr träufeln. Wie Sie das Königsöl herstellen, lesen Sie auf Seite 97 nach. Alternativ können Sie alle paar Stunden einige Tropfen Knoblauchöl ins Ohr träufeln. Dazu zerdrücken Sie drei Knoblauchzehen und mischen diese mit drei Esslöffeln Olivenöl. Diese Mischung geben Sie in eine Glasflasche, lassen sie eine Woche bei Zimmertemperatur ziehen und gießen sie danach durch ein feines Sieb ab.

Verdauungsprobleme

Bauchschmerzen und nervöser Magen Bei akutem Magengrimmen und Verdauungsbeschwerden hilft ein Esslöffel Olivenöl auf nüchternen Magen. Danach trinken Sie ein Glas lauwarmes Wasser mit einem Teelöffel frisch gepressten Zitronensaft und ruhen sich etwas aus. Einen nervösen Magen beruhigt auch die kurmäßige Einnahme – etwa zwei Wochen – von täglich ein bis zwei Teelöffeln Johanniskrautöl, jeweils vor oder nach den Mahlzeiten. Wie Sie Johanniskrautöl herstellen, erfahren Sie auf Seite 96.

Blähungen Die Knoblauchknolle ist ein altbewährtes Mittel gegen Magen- und Darmbeschwerden. Äußerlich in Form von Öl angewendet, lindern ihre Wirkstoffe auch Blähungen: Mischen Sie drei Tropfen Knoblauchöl (Herstellung siehe oben) mit zwei Esslöffeln Olivenöl und reiben Sie diese Mixtur sanft im Uhrzeigersinn kreisend auf Ihrem Bauch ein. Das empfiehlt sich übrigens nicht nur im »akuten« Fall, sondern auch vorbeugend nach den Mahlzeiten, wenn Sie zu Blähungen neigen.

Verstopfung Ein Esslöffel Olivenöl in einem Glas warmem Wasser verrührt und morgens auf nüchternen Magen sowie abends vor dem Schlafengehen getrunken, hilft einem trägen Darm sanft aber äußerst wirkungsvoll wieder auf die Sprünge. Ein anderer guter Rat aus dem mediterranen Hausmittelschatz ist, dreimal täglich vor den Mahlzeiten einen Esslöffel leicht geschlagenes – mit einer Gabel verquirltes – Olivenöl einzunehmen.

Überlasteter Magen Allzu viel der Gaumenfreuden schlagen so manchem empfindlich spürbar auf den Magen. Man fühlt sich matt, hat Sodbrennen und ein unangenehmes Druckgefühl in der Bauchgegend. Gegen diese, aber auch gegen schlimmere Symptome eines überlasteten Magens hilft folgende Rezeptur: Mischen Sie einen Esslöffel Olivenöl mit einem Esslöffel frisch gepresstem Zitronensaft und fünf Tropfen ätherischem Rosmarinöl und nehmen Sie dies ein. Wenn Sie ohnehin eine eher schwache Verdauung besitzen oder wenn ein bevorstehendes Mahl ein umfangreiches Gelage zu werden verspricht, empfiehlt es sich, die genannte Mixtur schon vorbeugend einzunehmen – Ihr Magen wird es Ihnen danken und Ihnen die Genüsse nicht verübeln.

Ölkur bei Gallensteinen

Ein altbewährtes Verfahren zum Austreiben von Gallensteinen ist die so genannte Ölkur: Dabei trinken Sie 0,1 Liter Olivenöl in einem Zug, eine Viertelstunde später eine Tasse starken Bohnenkaffee und nach einer halben Stunde noch einmal 0,1 Liter Olivenöl pur. Anschließend legen Sie sich hin – und zwar auf die linke Körperseite, denn die Gallenblase liegt in der

Olivenöl kann nicht nur bei Bauch- und Magenschmerzen angewandt werden. Olivenöl reduziert die Magensäure und wirkt sich entsprechend positiv auf die Galle aus: Das Gallensteinrisiko wird dadurch deutlich verringert.

linken Bauchregion. Nach etwa einer Stunde lösen sich die Gallensteine.

Olivenblättertee bei Bluthochdruck

Ein Tee aus Olivenblättern gilt rund ums Mittelmeer als blutdrucksenkend: Übergießen Sie zwei Teelöffel zerschnittene frische oder getrocknete Olivenblätter mit einem Viertelliter kochendem Wasser, lassen Sie die Mischung zehn Minuten lang ziehen und seihen Sie sie durch ein Sieb ab. Anschließend fügen Sie noch den Saft von drei ausgedrückten Knoblauchzehen hinzu; eventuell nach Geschmack mit etwas Honig süßen. Trinken Sie jeden Abend eine Tasse, am besten kurmäßig über drei Wochen. Ohne den Knoblauchzusatz wirkt der Olivenblättertee übrigens entspannend und beruhigend und kann – ebenfalls kurmäßig über drei Wochen täglich eine Tasse vor dem Zubettgehen getrunken – gut als Hausmittel gegen Nervosität und Schlafstörungen eingesetzt werden.

Der Olivenblättertee ist ein altes Hausmittel aus der Mittelmeerregion. Bei uns erhalten Sie die Blätter in gut sortierten Kräuter- und Gewürzhandlungen oder in Teeläden. Am besten ist es jedoch, wenn Sie sich von Ihrem nächsten Urlaub einen kleinen Vorrat mit nach Hause bringen.

Olivenöl für Muskeln und Gelenke

Cayennepfeffer-Kampfer-Öl Lindert rasch die Schmerzen in arthritischen Gelenken. Mischen Sie zwei Gramm Cayennepfeffer mit acht Gramm Olivenöl sowie 16 Gramm Kampfer-Essenz (aus der Apotheke). Diese Mischung erhitzen Sie etwa zehn Minuten lang im Wasserbad, seihen die Ölmischung dann durch ein Leinentuch ab und bestreichen mehrmals täglich die schmerzenden Gelenke damit.

Lilien-Lavendel-Mischung Geben Sie in eine helle Glasflasche (Fassungsvermögen 0,7 Liter) acht gehackte Blüten von weißen Lilien sowie zwei Handvoll frische Lavendelblüten und füllen Sie die Flasche dann mit Olivenöl auf. Zwei Wochen an einem sonnigen Platz ziehen lassen und dann durch ein Sieb abfiltern; massieren Sie die betroffenen Gelenke mehrmals täglich mit dem Blütenöl.

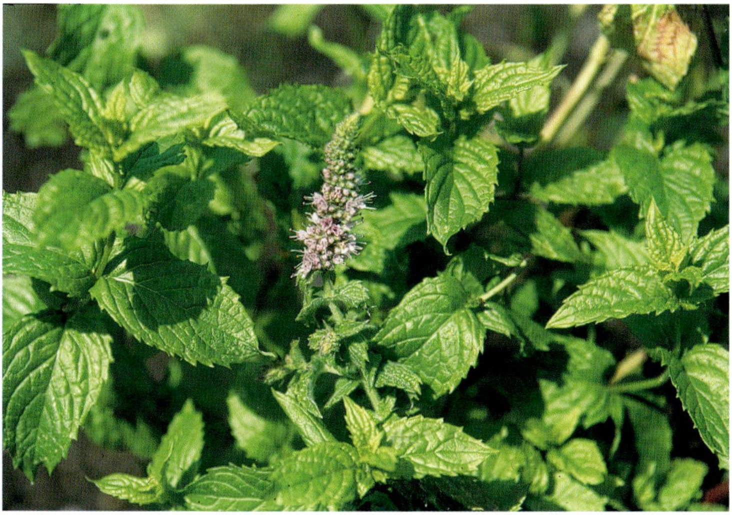

Kräuteröle mit Johanniskraut oder Minze verschaffen Linderung bei rheumatischen Schmerzen.

Johanniskrautöl Allen Rheumageplagten ist die lindernde Wirkung von Johanniskrautöl sicherlich bestens vertraut. Denn gegen rheumatische Schmerzen gibt es nun einmal – fast – nichts Besseres als mehrmals tägliche Einreibungen der betroffenen Stellen mit der öligen Arznei; wie Sie diese herstellen, lesen Sie auf Seite 96.

Knoblauchöl Einreibungen der schmerzenden Stellen mit Knoblauchöl lindern ebenfalls. Dazu lassen Sie drei geschälte Knoblauchzehen in einer kleinen Flasche kalt gepresstem Olivenöl für einige Wochen lang ziehen.

Minzöl Geben Sie einen Milliliter ätherisches Minzöl auf 100 Milliliter Olivenöl und reiben Sie die betroffenen Stellen mehrmals täglich sanft damit ein.

Lorbeerauflagen Zerstoßen Sie fünf getrocknete Lorbeerblätter im Mörser zu Pulver, mischen Sie dieses mit einem Esslöffel Olivenöl zu einem Brei und streichen Sie ihn auf eine Mullbinde. Diese wickeln Sie mit der bestrichenen Seite um die schmerzende Stelle, befestigen sie mit Leukoplast und lassen den Umschlag 30 Minuten einwirken.

Einreibungen mit Olivenöl wirken antirheumatisch, lindern Gelenkschmerzen und nähren die Muskulatur.

Schmerzen

Bei Knochenbrüchen empfiehlt es sich, viel Olivenöl zu sich zu nehmen, da es reichlich Vitamin A und D sowie Kalzium enthält; Stoffe, die für den Knochenaufbau von großer Bedeutung sind.

Schmerzen unterschiedlichster Ursache lassen sich folgendermaßen wirksam und vor allem nachhaltig lindern: Erhitzen Sie 100 Gramm Kamillenblüten und einen Liter Olivenöl im Wasserbad bei sehr kleiner Flamme. Nach etwa zehn Minuten seihen Sie die Kamillenblüten durch ein Sieb ab und füllen das mit den entzündungshemmenden und schmerzberuhigenden Wirkstoffen der Kamille versetzte Öl in eine dunkle Glasflasche mit Deckel. Massieren Sie die schmerzenden Stellen vorsichtig, aber ausreichend lange mit dem Kamillenöl. Sie können es übrigens gut für weiteren Bedarf aufheben, in der dunklen Flasche hält es sich, gut verschlossen und trocken gelagert, bis zu zwei Jahre lang.

Wadenkrämpfe Massieren Sie die Waden kräftig mit Olivenöl, bis die Beschwerden nachlassen.

Prellungen Sie mischen zwei Esslöffel gehackten Dill mit einem Esslöffel Olivenöl, lassen dies 24 Stunden stehen, pressen das Ganze durch ein Sieb und verrühren es mit so viel warmem Bienenwachs, bis eine streichfähige Paste entsteht. Diese Dillsalbe verteilen Sie auf die verletzte Stelle und binden einen Mullverband darüber.

Verstauchungen Bedecken Sie die verstauchte Körperpartie mit in Olivenöl getränkter Watte und wickeln Sie eine Mullbinde darüber; mehrmals täglich erneuern.

Wunden Eine Mischung aus Olivenöl und Rotwein zu gleichen Teilen beschleunigt die Wundheilung und verhindert die Bildung unschöner Narben.

Frauen – und Männerwehwehchen

Ringelblumenöl bei Ziehen in den Brüsten

Besonders vor der Menstruation leiden viele Frauen unter unangenehmem Ziehen in den Brüsten. Hier schaffen mehrmals tägliche, sanfte Einreibungen mit Ringelblumenöl rasche Abhilfe; das Ringelblumenöl stellen Sie wie auf Seite 92 beschrieben her.

Zypresseneinreibung bei Wechseljahrbeschwerden

Regelmäßige Einreibungen mit Zypressenöl helfen, die typischen Beschwerden im »Wechsel« wie Hitzewallungen, nervöse Verstimmungen, Unruhe und Schlafstörungen zu lindern. Dazu mischen Sie vier Tropfen ätherisches Zypressenöl (aus der Apotheke oder dem Reformhaus) mit drei Esslöffeln Olivenöl und massieren Sie Ihren Körper morgens und abends damit ein.

Olivenöl für stillende Mütter

In den Mittelmeerländern rät man stillenden Frauen, vermehrt Olivenöl zu sich nehmen. Denn dies fördert zum einen die Milchbildung und ist zum anderen gut für die »Qualität« des Sprösslings erster Nahrung: Das Milchfett der Muttermilch ähnelt in seiner Zusammensetzung sehr stark jenem des Olivenöls. In Italien ist es bis heute üblich, den Babys beim Abstillen und zur Umstellung auf feste Nahrung einige Spritzer Olivenöl ins erste Breichen zu geben.

Olivenöl ist so leicht verdaulich, dass man es in der Mittelmeerregion sogar Säuglingen in die Babynahrung mischt. Kein Wunder: Ölsäure ist bereits in der Muttermilch enthalten; sie hat besondere Bedeutung für die Entwicklung des Nervensystems von Kleinkindern.

Ölpackung bei Hoden- und Nebenhodenentzündung

Warme Ölpackungen lindern wirksam die Beschwerden. Packen Sie den entzündeten Hoden mehrmals täglich in mit erwärmtem Olivenöl getränkte Watte ein und wickeln Sie eine Mullbinde um die Watte-Öl-Packung, um sie zu befestigen. Solange angelegt lassen, bis das Öl erkaltet ist und dann wiederholen. Nehmen Sie eine Entzündung der Hoden oder Nebenhoden keinesfalls auf die leichte Schulter. Hinter einer derartigen Entzündung kann sich auch ein beginnender Hodentumor verbergen. Bei der Selbstbehandlung ist große Vorsicht geboten. Suchen Sie zur Sicherheit einen Arzt auf.

Gesundes aus südlichen Küchen

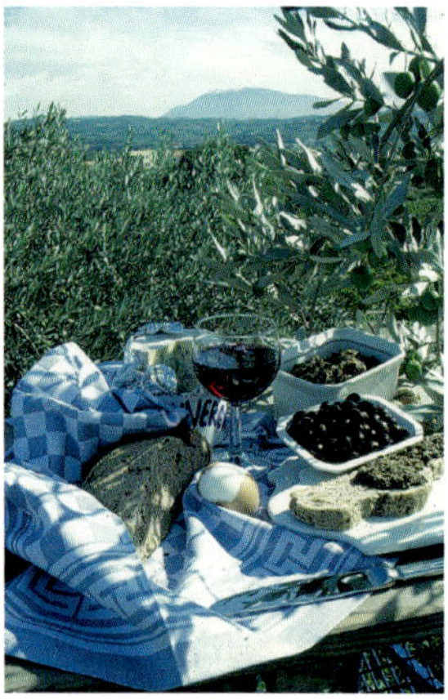

Mediterrane Kost: ausgewogen, gesund, köstlich.

Die Geschichte des Ölbaums ist eng mit jener des Mittelmeerraums verwoben. Und so nimmt es nicht Wunder, dass seine Früchte und mehr noch deren Öl seit Jahrtausenden im Zentrum mediterraner Kochkünste stehen: Olivenöl war und ist die Seele der mediterranen Küche.
Heute beginnt man den Mittelmeerraum wieder als Vorbild in Bezug auf Geschmack und Gesundheit zu erheben, denn in den traditionellen Rezepten der mediterranen Länder verbinden sich Kochkunst und – man darf es ruhig so nennen – Medizin, gehen Lebensfreude und bewusste Ernährung eine köstliche Symbiose ein.

Vom Umgang mit Olivenöl

Ob Vorspeisen, Saucen, Hauptgerichte oder sogar Desserts, nahezu alle mediterranen Gerichte werden mit Olivenöl veredelt.

Die Mittelmeerküche ist stets geradlinig und ehrlich – ihre Wirkung beruht auf wenigen frischen und saisongerechten Zutaten, die mit Sorgfalt ausgewählt und mit ebensolcher zubereitet werden. Die Vorliebe für frisches Saisongemüse war und ist bis heute ein typisches Attribut der mediterranen Bevölkerung: Ein Abgesandter des Renaissancefürsten Lorenzo de Medici bezeichnete die Neapolitaner nicht umsonst als »mangiafoglie«, Blätteresser. Ebenso große Wertschätzung wird der Olive zuteil. Sie kommt als eigenständige Speise zu allen Mahlzeiten auf den Tisch und wird in unzähligen Rezepten mit allen erdenklichen Zutaten kombiniert. Früher bestanden die Mahlzeiten oftmals nur aus Brot und Oliven; und auch wenn die Zeiten heute besser sind, findet sich kaum ein südländischer Haushalt ohne einen Vorrat an Oliven und Olivenöl. Ohne sie wäre die Mittelmeerküche eine andere, denn gäbe es die vielen verschiedenen Ölsorten nicht, wären die mediterranen Gerichte nur halb so verlockend.

Mit Olivenöl kochen

An dieser Stelle soll zunächst ein sich hartnäckig haltendes Vorurteil beiseite geräumt werden: Jenes, dass sich Olivenöl nur für die kalte Küche und nicht zum Kochen eignet. Dieser Irrtum hat vor allem hier zu Lande dazu geführt, dass man mit Olivenöl nicht recht viel mehr anzufangen weiß, als es über den Salat zu gießen. Sehr schade, nicht nur was den Gaumen und die Gesundheit angeht, sondern auch den praktischen Aspekt. Denn das flüssige Gold ist zum Kochen, Braten, Dünsten und andere »heiße« Zubereitungsarten weitaus besser geeignet als andere Fette (siehe Seite 38 f.). Im Folgenden finden Sie einige Ratschläge zum Kochen mit Olivenöl, die Sie im Hinblick auf seinen unübertroffen guten Geschmack und seine wertvollen Inhaltsstoffe (siehe Seite 50 ff.) beherzigen sollten.

Richtig braten mit Olivenöl

Olivenöl sollten Sie nie bis zum Siedepunkt erhitzen. Denn bei Erreichen des kritischen Rauchpunktes ist der ideale Zeitpunkt zum Braten bereits überschritten. Die chemische Zusammensetzung des Öls verändert sich und es laufen die ersten Zersetzungsprozesse ab: Die Fettsäureketten brechen auf und es werden für den Körper schädliche, unter Umständen sogar krebserregende Stoffe gebildet. Inwiefern und wie sehr diese Substanzen die Gesundheit beeinträchtigen können, ist zur Zeit noch nicht ausreichend geklärt. Ernährungswissenschaftler und Lebensmittelchemiker warnen wegen der gesundheitlichen Risiken aber davor, Öl zu stark zu erhitzen.

»Nach fast dreihundertjähriger nördlicher Diktatur übernimmt der Süden die Macht – aus ist es mit der uneingeschränkten Vorherrschaft von Butter und Sahne. Escoffier und seine üppige Küche sind tot und begraben, es lebe das Einfache und das Unverfälschte – verblichen ist die Zeit der lang gerührten Buttersaucen, es triumphiert der Öltropfen auf dem einfach in der Pfanne zubereiteten Fisch.«

Marc de Champerard, einer der wichtigsten Gastronomiekritiker Frankreichs

Stimmen Sie die Wahl der Ölsorte auf die geschmacklichen Eigenschaften der Speisen ab; einen Lamm- oder Schweinebraten sollten Sie mit einem Olivenöl zubereiten, das das Eigenaroma des Fleisches nicht überdeckt.

Nützliche Hinweise rund ums Öl

- Junges Öl (bis zu einem halben Jahr alt) sollten Sie generell nicht erhitzen, da es zu stark spritzt. Dies liegt daran, dass die enthaltenen Fruchtfleischanteile noch nicht abgesunken sind. Dazu kommt, dass junges Öl einen kräftigeren Geschmack hat als reiferes Öl und das Eigenaroma der Speisen überdecken könnte. Nehmen Sie junges Öl deshalb für die kalte Küche, für Marinaden und Saucen sowie zum Verfeinern und Nachwürzen fertiger Speisen, wie Gemüse- und Fischgerichte.
- Zum Braten, Dünsten oder Frittieren empfiehlt sich reifes Öl, das mindestens ein Jahr alt ist. Denn es ist bereits natürlich geklärt und spritzt nicht beim Erhitzen.
- Wichtig ist, den Rauchpunkt zu vermeiden; um den Punkt heraus zu finden, an dem das Öl zwar heiß genug ist, aber noch nicht raucht, machen Sie die »Zischprobe«: Halten Sie ein Stück Zwiebel oder eine andere Zutat in das Öl. Wenn es zischt, ist das Öl richtig.
- Eine gute Möglichkeit, dem Öl beim Heißwerden nachzu-

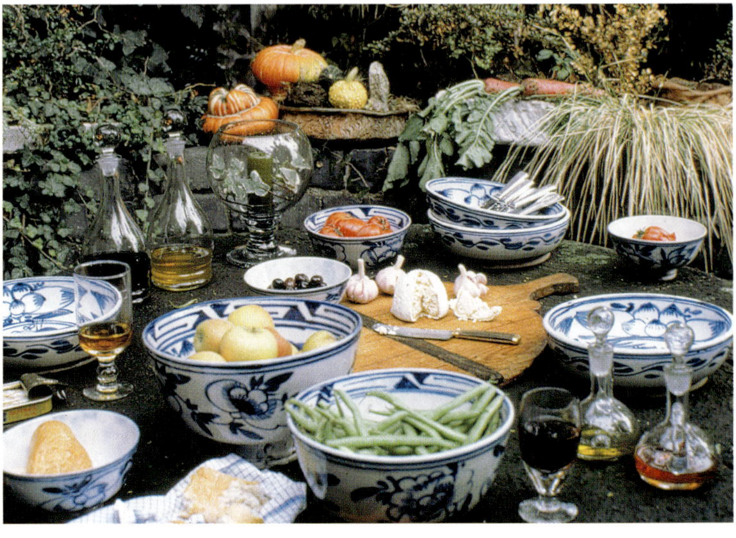

Frisch und unverfälscht sind die Zutaten, gesund und ausgewogen sind die Gerichte der mediterranen Küche.

helfen, ist die Zugabe einer Prise Zucker. Denn dieser wird sehr schnell heiß und karamelisiert darüber hinaus auch ein wenig.

* Erhitzen Sie Olivenöl niemals in geschlossenen Pfannen oder Töpfen, denn dabei besteht die Gefahr, dass es sich entzündet; dies gilt übrigens für alle Öle.
* Olivenöl sollte zimmertemperiert verwendet werden, da es sich dann am schnellsten mit den anderen Zutaten verbindet. Holen Sie die Ölflasche also bereits vor dem Kochen aus der Speisekammer oder füllen Sie die benötigte Menge Öl vorher ab.
* Zum Garen und Braten sollte die Pfanne ausreichend heiß sein, da Ihnen das Bratgut sonst später am Boden festkleben kann. Sobald das Olivenöl um die 170 °C erreicht hat, geben Sie das Bratgut hinein und braten es von allen Seiten an. Das heiße Öl wirkt wie eine »Hitzebrücke« und dringt gut in die Poren ein.
* Während des Garens sollten Sie kein kaltes Öl dazugeben, da sonst der Bratvorgang unterbrochen wird und das Bratgut an Saft verliert.
* Achten Sie beim Frittieren mit Olivenöl darauf, dass die Temperatur 190 °C nicht übersteigt – am besten sind 180 °C. Wenn Sie nicht sicher sind, ob das Öl schon heiß genug ist, werfen Sie ein Stück Weißbrot hinein – steigt es flugs goldbraun gefärbt an die Oberfläche empor, ist die Temperatur richtig. Warten Sie mit dem Frittieren auf keinen Fall, bis Rauch aufsteigt.
* Wollen Sie Olivenöl mehrfach zum Frittieren verwenden, lassen Sie es vollkommen abkühlen, filtern Sie es durch ein Sieb, um die Lebensmittelreste zu entfernen und füllen Sie es dann in eine dunkle, verschließbare Glasflasche. Nach sechs bis sieben Frittiergängen sollten Sie aber jedenfalls neues Olivenöl verwenden.

Olivenöl sollte möglichst kühl, dunkel und stehend gelagert werden. Nach Gebrauch müssen die Flaschen wieder gut verschlossen werden: Das Öl verliert sehr leicht seinen einzigartigen Duft und Geschmack; zudem nimmt es leicht Fremdgerüche an.

»In Öl« geht praktisch alles: Gemüse, Früchte, Pilze, Käse, Fisch oder Fleisch. Probieren Sie es einfach einmal aus.

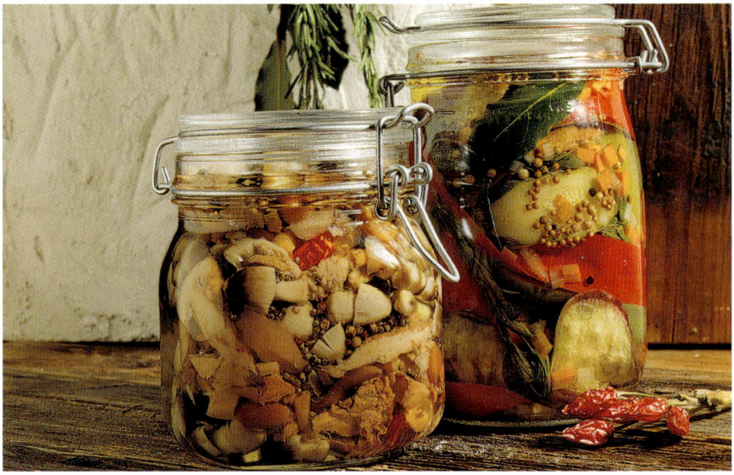

Konservieren in Öl

Um Nahrungsmittel haltbar zu machen, legte man diese früher in Olivenöl ein – eine Sitte, die sich in den Mittelmeerländern trotz chemischer Konservierungsstoffe bis heute erhalten hat. Denn da die Lebensmittel unter dem Öl luftdicht abgeschlossen sind, können keine Bakterien durchdringen; ein weiterer Vorteil vom sott'oli (italienisch für »unter Öl«) ist, dass sich das Aroma der Speisen durch das Öl intensiviert. Prinzipiell können Sie jedwede Speise oder jedwedes Nahrungsmittel in Öl einlegen, in der Regel nimmt man jedoch Gemüse, Käse oder Früchte. Wichtig ist, dass die Nahrungsmittel immer vollständig mit Öl bedeckt sind. Zudem sollten sie vorher gekocht und/oder luftgetrocknet werden, um ihnen Wasser zu entziehen und einer möglichen Schimmelbildung vorzubeugen.

Verwenden Sie auch zum Einlegen ein natives Olivenöl extra. Es verleiht den zu konservierenden Nahrungsmitteln einen besonders intensiven Geschmack.

Welches Öl wozu?

Die Wahl des Öls ist eine Sache des jeweiligen persönlichen Geschmacks und jedem selbst überlassen. Dennoch wird allgemein empfohlen, natives Olivenöl extra, das »extra vergine«, für die kalte Küche beziehungsweise zum Nachwürzen und

Verfeinern bereits fertig zubereiteter Gerichte zu verwenden. Denn es ist in seiner Struktur recht empfindlich: Bei Temperaturen über 180 °C verliert es stark an Geschmack. Das native Olivenöl eignet sich für Salate, Antipasti und andere kalte Speisen sowie zum leichten Dünsten und Schmoren. Zum Braten und Fritieren empfiehlt sich »normales« Olivenöl, denn es ist robuster und kann stärker erhitzt werden. Aus diesen Gründen werden bei den Rezepten auch je nach Gericht und Zubereitungsart Öle unterschiedlicher Qualität empfohlen.

Nicht jedes Olivenöl eignet sich gleichermaßen für alle Speisen. Wenn Sie also viel mit Olivenöl kochen, sollten Sie immer einige unterschiedliche native Olivenöle extra zur Verfügung haben.

Wertvolle Tipps zum Kochen mit Olivenöl

- Geben Sie Olivenöl immer als letztes an einen Salat, so können sich die Zutaten zuvor ausreichend miteinander verbinden. Zudem fallen die Salatblätter so nicht zusammen.
- Macht Steaks, Koteletts und Braten zart: Das Fleisch einige Stunden vor dem Braten in eine Marinade aus Olivenöl, frisch gepresstem Knoblauch, frisch zerstossenem Pfeffer und Kräutern wie Thymian und Rosmarin einlegen (siehe Seite 118).
- Wenn Sie eingefrorenes Brot vor dem Aufbacken mit etwas Leitungswasser und Olivenöl beträufeln, bekommt es eine knackige Kruste.
- Allen Sorten von Pasta sollten Sie einen guten Schuss (1–2 EL) Olivenöl ins Kochwasser verpassen, denn das verhindert das Zusammenkleben.
- Pizzateig wird geschmeidiger, wenn Sie 1–2 EL Olivenöl hinzugeben; vor dem Belegen sollten Sie den Teig mit Olivenöl bestreichen, damit er nicht durchweicht.
- Während des Erhitzens können Sie dem Olivenöl etwas frisch gepressten Knoblauch, frische Kräuter oder getrocknete Chilischoten zugeben – das sorgt für einen aromatischen Geschmack. Bevor Sie das Bratgut einlegen, holen Sie die Gewürze mit einer Gabel wieder heraus.

- Frische Kräuter lassen sich gut in Olivenöl konservieren: einfach waschen, gut trocknen, zerkleinern und vollständig mit Olivenöl bedeckt in einem Tongefäß aufbewahren.
- Parmesan am Stück hält sich monatelang frisch, wenn Sie ihn in einem verschlossenen Behälter (Glasdose oder Tupperware) mit Olivenöl bedeckt aufbewahren.

Köstliches rund um das Olivenöl

Ihr neu erworbenes Wissen können Sie auch gleich anwenden. Eine Reihe einfacher Rezepte aus der Mittelmeerküche warten darauf, von Ihnen ausprobiert zu werden. Dabei handelt es sich freilich nur um eine kleine Auswahl der zahllosen kulinarischen Genüsse, mit denen die mediterranen Länder aufwarten können. Dennoch können Sie sich auch damit schon an grauen Tagen die Sonne des Südens auf den Tisch holen – Gesundheit und Lebenslust inbegriffen.

Marinaden und Dips

Epityrum – römische Olivenpaste

Dieses traditionsreiche Rezept stammt aus dem »De condituris« von Apicius, einem Kochbuch ausschließlich für Saucen. Die Olivenpaste wurde von den alten Römern gemeinsam mit Käse gegessen; daher auch ihr Name »auf Käse«. Olivenpasten gehören zu jenen Speisen, die man im antiken Rom üblicherweise zur Eröffnung eines Gastmahls reichte – damals wie heute isst man sie auf einem Stück Fladen, als Crostini auf geröstetem Weißbrot oder eben mit etwas Käse vermischt.

♦ SIE BENÖTIGEN ♦

1 Tasse grüne Oliven
1 Tasse schwarze Oliven
je 1 TL zerhackte Fenchel- und Korianderfrüchte, Minzblätter, Kumin (Kreuzkümmel)
1 TL guten Aceto balsamico (Balsamessig)
1 EL natives Olivenöl extra

1 Entkernen Sie die Oliven und mahlen Sie sie im Mixer zu Brei; ganz traditionell wäre natürlich das Zermahlen im Mörser.
2 Anschließend geben Sie die Kräuter, den Essig und das Öl in den Olivenbrei und verrühren alles gut miteinander.
3 In eine Tonschale füllen und mit ein paar Kräutern garnieren.

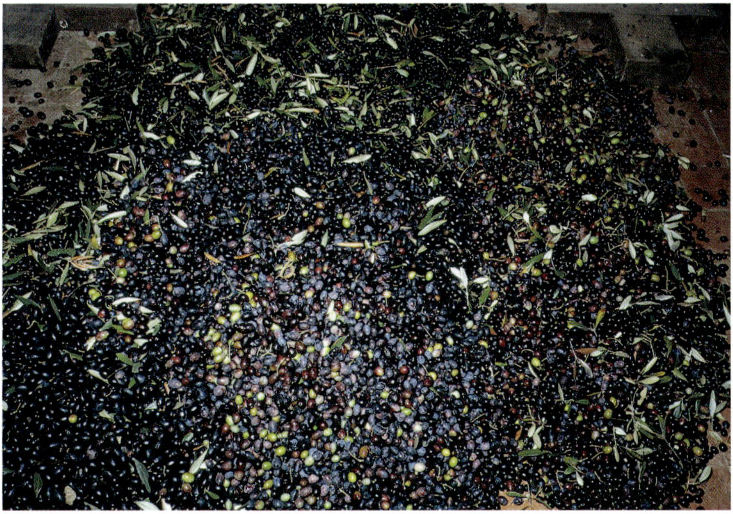

Mit frischen Kräutern und Olivenöl lassen sich köstliche Marinaden, Dips und Saucen kreieren.

Epityrum für Pasta

Aus der Olivenpaste lässt sich auch im Nu eine köstliche Sauce für Spaghetti oder Tagliatelle zaubern. Die ausgegebene Menge genügt für rund 500 Gramm Nudeln. Für eine Vorspeise rechnet man mit 60 Gramm Pasta pro Person, für ein Hauptgericht mit 125 Gramm.

◆ SIE BENÖTIGEN ◆

1 große Knoblauchzehe
1 Tasse natives Olivenöl
4 EL Epityrum (Olivenpaste)
1 Handvoll gehackte Petersilie

1 Bräunen Sie die Knoblauchzehe in dem Öl leicht an und nehmen Sie die Pfanne dann vom Herd.

2 Rühren Sie die Olivenpaste mit dem Öl glatt und mischen Sie zum Abschluss die Petersilie unter.

Hypotrimma – Käsesauce

Dieses ungewöhnliche Rezept darf gewissermaßen als antiker Vorläufer der Roquefortsauce betrachtet werden, mit der man vor allem in Frankreich gerne den Salat anmacht.

◆ SIE BENÖTIGEN ◆

1 Handvoll Pinienkerne und Rosinen
4–5 Datteln
100 g milden Weichkäse
1 TL guten Bienenhonig
1 TL Weinessig
1 Tasse natives Olivenöl extra

1 Verrühren Sie Weichkäse, Honig, Essig und Öl im Mixer.

2 Geben Sie dann die Pinienkerne, Rosinen und die zuvor zerkleinerten Datteln hinein.

3 Rühren Sie alles gut um und gießen Sie die Sauce über den Salat.

Marinade für Braten

Zaubert eine knusprige Kruste und bringt das Eigenaroma des Fleisches erst richtig zur Geltung.

◆ SIE BENÖTIGEN ◆

2–3 EL reifes natives Olivenöl extra
2 EL mittelscharfen Senf
1 TL frisch im Mörser zerstoßenen Pfeffer
1 TL frisch im Mörser zerstoßenen Piment
2 Knoblauchzehen

1 Verrühren Sie das Öl mit dem Senf.
2 Geben Sie den zerstoßenen Pfeffer und den zerstoßenen Piment sowie den gepressten Knoblauch dazu.
3 Streichen Sie das Fleisch damit ein.

Anchoviade

Schmeckt auf geröstetem Weißbrot oder als Dip zu rohem Gemüse. Sie können die Paste aber genauso gut als Marinade zu gemischtem Salat reichen.

◆ SIE BENÖTIGEN ◆

50 g Anchovispaste
2 TL Dijonsenf
2 Knoblauchzehen
1 EL Aceto balsamico (Balsamessig)
150 ml junges, fruchtiges natives Olivenöl extra

1 Schälen Sie die Knoblauchzehen und zerdrücken Sie sie mit der Knoblauchpresse.
2 Anschließend verrühren Sie den Knoblauch in einer Schüssel sorgfältig mit der Anchovispaste, dem Senf und dem Essig.
3 Dann geben Sie langsam das Olivenöl dazu und schlagen die Paste mit einem Schneebesen zu einer luftigen, schaumigen Masse.

Kräutermayonnaise

Besonders köstlich als Aufstrich für geröstete Weißbrotscheiben, den so genannten Crostini (siehe Seite 120).

◆ SIE BENÖTIGEN ◆

2 Eigelbe
3 EL natives Olivenöl extra
etwas Salz
1 Handvoll frisch gehackte Kräuter (z.B. Petersilie, Schnittlauch, Basilikum, Thymian, Zitronenmelisse – je nach Saison)

1 Lösen Sie die Eigelbe in ein wenig Weinessig auf und geben Sie dann unter ständigem Rühren nach und nach das Olivenöl zu – immer in die gleiche Richtung rühren, bis eine sämige Masse entsteht.
2 Zum Abschluss geben Sie eine Handvoll gehackte Kräuter Ihrer Wahl hinzu und schmecken das Ganze je nach Geschmack mit Salz ab.
3 Als Vorspeise mit geröstetem Weißbrot servieren.

Aioli

Diese beliebte und ganz leicht zuzubereitende Sauce genießt man im Midi zu vielen verschiedenen Gerichten; so beispielsweise zu gegrilltem Gemüse, Fisch oder ganz schlicht und einfach zu gekochten Kartoffeln.

◆ SIE BENÖTIGEN ◆

2 Knoblauchzehen
2 Eigelbe, Salz
etwas Zitronensaft
250 ml fruchtiges natives Olivenöl extra

1 Schälen Sie den Knoblauch, drücken Sie ihn über einer Schüssel durch eine Presse und verrühren Sie ihn mit den Eigelben und etwas Salz.
2 Lassen Sie die Eigelbmischung fünf bis zehn Minuten ziehen und rühren Sie dann das Öl unter ständigem Quirlen mit einem Schneebesen unter, bis eine sehr feste Masse entsteht.
3 Zum Abschluss können Sie alles mit etwas Zitronensaft abschmecken.

Tarama

Weit über die Grenzen Griechenlands hinaus bekannt und unentbehrlicher Bestandteil jeder Vorspeisenplatte – die berühmte Fischrogencreme.

♦ SIE BENÖTIGEN ♦

200 g geräucherter Kabeljaurogen (aus dem Fischfachhandel)
1 EL Zitronensaft
100 ml junges, fruchtiges natives Olivenöl extra
je 1 Prise süßen und scharfen gemahlenen Paprika

1 Entfernen Sie die Haut von dem Rogen und geben Sie ihn gemeinsam mit dem Zitronensaft und dem Öl in einen Mixer oder zerkleinern Sie ihn mit dem Pürierstab.
2 Dann geben Sie je nach Geschmack oder gewünschter Schärfe die beiden Paprikasorten dazu und pürieren alles, bis eine geschmeidige Creme entsteht.

Antipasti, Hors d'œuvre, Mezes und Tapas

Olive ripiene – gefüllte Oliven

Eine Spezialität von der italienischen Adriaküste, die hervorragend zum Aperitif schmeckt.

♦ SIE BENÖTIGEN ♦

1 EL mageres Rinderhackfleisch
1 EL frisch geriebenen Parmesan
2 Eier
30 entsteinte, sehr große grüne Oliven
etwas weißes Mehl und etwas Paniermehl
3–4 EL Olivenöl
1 unbehandelte Zitrone
1/2 TL gemahlenen Muskat
frisch gemahlenen Pfeffer, etwas Salz

1 Kneten Sie das Hackfleisch mit dem Parmesan und einem Ei zu einer feinen Masse, geben Sie den Muskat hinzu und schmecken Sie das Ganze mit Salz und Pfeffer ab.
2 Füllen Sie die Oliven mit dieser Mischung und wenden Sie sie dann zuerst in dem weißen Mehl, dann in dem zweiten geschlagenen Ei und zuletzt in dem Paniermehl.
3 Anschließend erhitzen Sie das Olivenöl auf etwa 180 °C und frittieren die Oliven darin goldbraun. Mit der in feine Scheiben geschnittenen Zitrone garnieren und noch heiß servieren.

♦ SIE BENÖTIGEN ♦

2 vollreife große Tomaten
8 große Scheiben Weißbrot (oder Graubrot)
3 Kugeln Mozzarella
8 Scheiben Parmaschinken
3 EL natives Olivenöl
etwas Butter
1 Bund Basilikum
etwas frisch im Mörser zerstoßenen Pfeffer

Crostini

Für die knusprigen Appetithäppchen kennt man in Italien unzählige Zubereitungen – jede Hausfrau hat ihre eigene Variante. Hier eine ganz Beliebte aus der Region Emilia-Romagna.

1 Schälen Sie die Tomaten, vierteln Sie sie und schneiden Sie den Mozzarella in dicke Scheiben.

2 Buttern Sie die Brotscheiben und belegen Sie sie mit dem Parmaschinken, den Mozzarellascheiben und zum Abschluss mit den Tomaten.

3 Mit Olivenöl beträufeln und im vorgeheizten Ofen für etwa fünf bis zehn Minuten rösten – solange, bis der Mozzarella zu laufen beginnt.

4 Die Crostini aus dem Ofen nehmen, mit Basilikumblättern garnieren, pfeffern und sofort servieren.

♦ SIE BENÖTIGEN ♦

8 Scheiben Weißbrot
1–2 Knoblauchzehen
Salz, Pfeffer
100 ml natives Olivenöl extra

Bruschetta

Für Bruschetta – auch fett'unta, »ölige Schnitte« genannt – rösten Sie mehrere Scheiben Weißbrot, streichen mit einer Knoblauchzehe darüber, salzen und pfeffern und tränken die so vorbereiteten Brotscheiben in reichlich erstklassigem nativem Olivenöl extra.

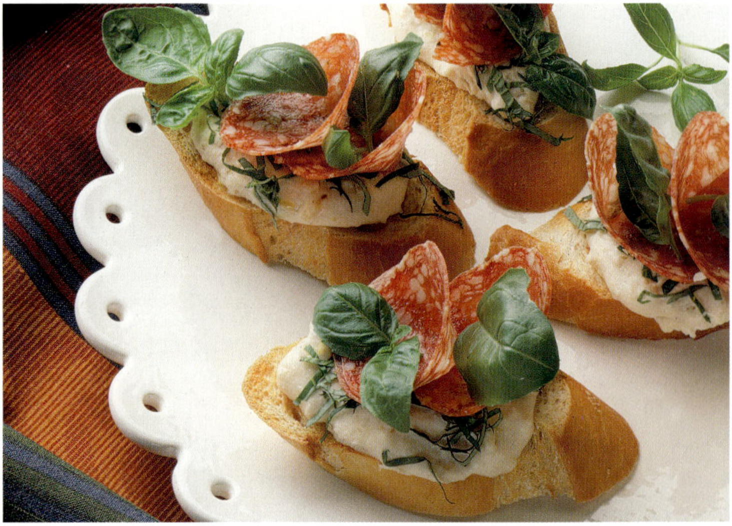

Crostini – Die italienischen Appetithäppchen können Sie nach Lust, Laune und Geschmack zubereiten. Es gibt unzählige Varianten.

Saganáki – gebratener Käse

Übersetzt bedeutet Saganáki »Pfännchen mit Henkel«, denn darin wird der Käse traditionell gebraten – eine normale Pfanne tut es jedoch auch.

♦ SIE BENÖTIGEN ♦

250 g Feta (Schafskäse)
4 EL Olivenöl
Saft einer Zitrone
etwas Mehl zum Wenden

1 Schneiden Sie den Schafskäse in fingerdicke Scheiben, tauchen Sie ihn kurz in Wasser und wenden Sie ihn dann in Mehl.

2 Braten Sie die Käsescheiben in dem Olivenöl auf beiden Seiten knusprig braun und beträufeln Sie sie anschließend mit dem Zitronensaft.

3 Sofort mit etwas Weißbrot servieren.

Chèvre à l'huile – Ziegenkäse in Olivenöl

Schmeckt hervorragend zu Baguette oder einem knackigen Salat.

♦ SIE BENÖTIGEN ♦

400 g jungen Ziegenkäse (am besten als Rolle)
je 4 Zweige frischen Thymian, Rosmarin und Bohnenkraut
8 schwarze Pfefferkörner
250 ml natives Olivenöl extra

1 Schneiden Sie den Käse in etwa drei Zentimeter dicke Scheiben und schichten Sie diese abwechselnd mit den Kräutern und den Pfefferkörnern in ein großes Tongefäß mit Deckel oder ein Einmachglas.

2 Füllen Sie dies dann mit Olivenöl auf, sodass alles vollkommen bedeckt ist.

3 Gut verschließen und eine Woche im Keller oder einer dunklen, kühlen Speisekammer ziehen lassen. Im Kühlschrank aufbewahrt hält sich der Käse sieben bis acht Wochen – nehmen Sie ihn aber stets nur mit frisch gespültem Besteck heraus, damit keine Keime hineinkommen.

Salate

Choriatiki – griechischer Bauernsalat

Auch hier zu Lande fehlt er »beim Griechen« auf keiner Speisekarte.

♦ SIE BENÖTIGEN ♦

250 g Kalamata-Oliven
500 g reifeTomaten
300 g Feta (Schafskäse)
1/2 Salatgurke
50 g Kapern
1 EL Oregano
100 ml natives Olivenöl extra
Essig, Salz und frisch gemahlenen Pfeffer

1 Waschen und vierteln Sie die Tomaten, schälen Sie die Gurke, schneiden Sie sie in Scheiben und würfeln Sie den Feta.

2 Alles mit den Oliven in eine große Schüssel geben, die Kapern und den Oregano darüber streuen, mit Salz, Pfeffer und etwas Essig abschmecken und zum Abschluss das Olivenöl dazugießen.

Ein griechischer Bauernsalat mit Oliven und Schafskäse ist ein herrliches Sommergericht.

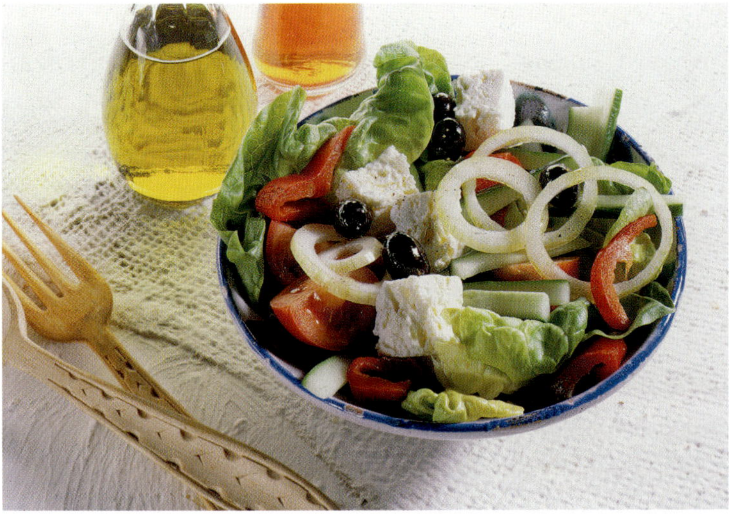

♦ SIE BENÖTIGEN ♦

1 Aubergine
je 1 rote und grüne Paprika
6 reife Tomaten
5 Knoblauchzehen
2 EL frischen Zitronensaft
100 ml junges, fruchtiges natives Olivenöl extra
etwas Salz

Gemüsesalat

Ein typische Spezialität aus Tunesien und Marokko.

1 Heizen Sie den Ofen auf etwa 200 °C (Gasherd Stufe 6) vor und legen Sie dann die ganzen, gewaschenen Gemüse auf den Backrost; schieben Sie eine Reine oder ein Backblech darunter und lassen Sie das Gemüse etwa 30 Minuten grillen, bis es leicht bräunlich ist.

2 Aus dem Ofen nehmen, etwas abkühlen lassen, die Haut abziehen und die Kerne sowie die Zwischenwände der Paprika entfernen.

3 Zerschneiden Sie das Gemüse anschließend mit einem scharfen Messer in große Stücke, füllen Sie es in eine tiefe Schüssel und geben Sie die geschälten und in Scheiben geschnittenen Knoblauchzehen darüber.

4 Abschließend mit dem Olivenöl und dem Zitronensaft begießen, mit Salz abschmecken und noch lauwarm servieren.

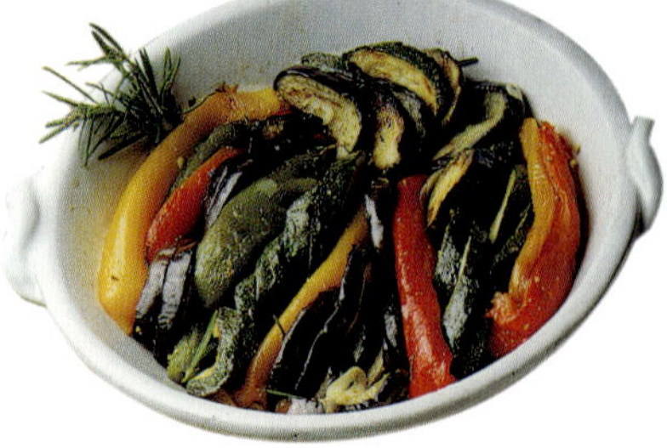

Brotsalat

Eine ungewöhnliche Kreation aus den Zeiten des antiken Roms, zu der man Lavendelblüten benötigt; allerdings nicht etwa zum Dekorieren, sondern als Zutat zum Mitessen. Wagen Sie sich ruhig daran, der Brotsalat wird Sie und Ihre Gäste überraschen.

1 Entkernen und zerkleinern Sie die Oliven und legen Sie sie in eine große Tonschüssel.
2 Tunken Sie die Brotscheiben kurz in Aceto balsamico, zerpflücken Sie sie etwas und geben Sie die Stücke mit den Lavendelblüten und dem Öl zu den Oliven.
3 Lassen Sie alles eine Stunde ziehen und mischen Sie dann den gewaschenen und zerkleinerten Lollo rosso oder Rucola unter.
4 Zum Schluss schmecken Sie mit Salz und Pfeffer je nach Geschmack ab.

♦ SIE BENÖTIGEN ♦

50 g grüne oder schwarze Oliven
4 Scheiben Mischbrot
1 Kopf Lollo rosso oder 2 Bund Rucola
1 EL Lavendelblüten
4 EL natives Olivenöl extra
etwas Aceto balsamico (Balsamessig)
etwas Salz
ein wenig frisch im Mörser zerstoßenen Pfeffer

Insalata di pesce – Fischsalat

Das Rezept zu dieser raffinierten Mischung von Fisch und Meeresfrüchten stammt aus dem Veneto.

1 Putzen Sie den Sellerie, würfeln Sie die Stangen für den Sud und schneiden Sie das Herz für die Marinade in Scheiben.
2 Schneiden Sie den Lauch in Scheiben, kochen Sie dann zwei Liter Salzwasser auf und lassen Sie darin Sellerie, Lauch und den Saft der Zitrone für zehn Minuten kochen.
3 Währenddessen schneiden Sie Heilbutt und Forellenfilets in mundgerechte Stücke; lassen Sie sie etwa vier Minuten in dem Sud gar ziehen – sie sollen jedoch nicht kochen.
4 Danach nehmen Sie die Fischstücke heraus; tauchen Sie sie kurz in eiskaltes Wasser und geben Sie dann Scampi, Krabben und Hummerkrabbenschwänze in den Sud; drei Minuten ziehen lassen, aus den Schalen lösen und zerteilen.
5 Für die Marinade die Frühlingszwiebel putzen, in feine Ringe schneiden und mit dem Sellerieherz, drei Esslöffeln Zitronensaft und dem Olivenöl mischen.
6 Mit Salz abschmecken und die Marinade über den abgetropften Fisch und die Meeresfrüchte gießen. Vorsichtig mischen, mit Sellerieblättern garnieren und servieren.

♦ SIE BENÖTIGEN ♦

1 Bleichsellerie
1 Frühlingszwiebel
1 Stange Lauch
2 Forellenfilets
300 g Heilbuttfilets
4 Hummerkrabbenschwänze
200 g Grönlandkrabben
100 g Scampi
9 EL natives Olivenöl extra
1 unbehandelte Zitrone

»Nimm Essig wie ein Geizhals, Salz wie ein Weiser und Öl wie ein Verrückter.« Ein italienisches Sprichwort in Bezug auf das Anmachen von Salaten.

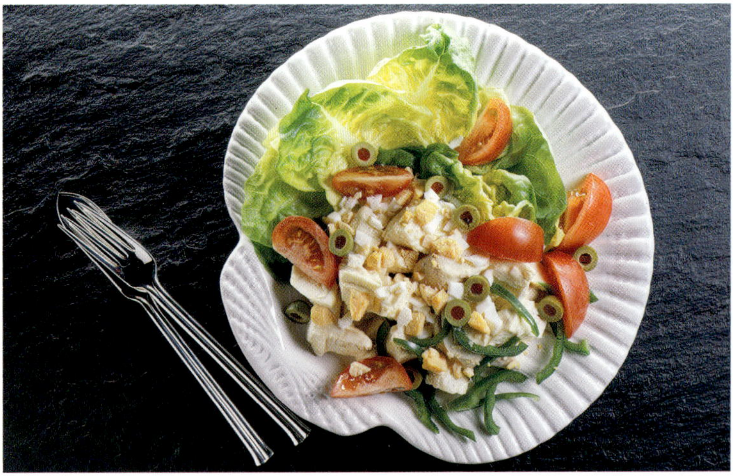

Das Tüpfelchen auf dem Salat

Bei Salatmarinaden und Dressings mit Olivenöl kommt der typische Olivenölgeschmack besonders gut zum Tragen – auf diese Weise können Sie jeden Salat zu einem kulinarischen Erlebnis machen. Ihrer Fantasie sind dabei keine Grenzen gesetzt. Hier einige Anregungen:

Meerrettichdressing

Hervorragend zu Blattsalaten, besonders zu Endiviensalat.

♦ SIE BENÖTIGEN ♦

3 Eigelb, 1 TL Meerrettich
50 g gehackte Paprika
6 Blatt gehacktes Basilikum, Weinessig, Salz, Pfeffer
5 EL natives Olivenöl extra

1 Schlagen Sie Eigelb und Olivenöl schaumig, verdünnen Sie dies mit etwas Essig und geben Sie dann die restlichen Zutaten hinzu.

2 Alles gut verrühren und vor dem Servieren noch für kurze Zeit im Kühlschrank ruhen lassen.

3 Dazu Weißbrot reichen.

Thunfischdressing

Ideal zu gemischten Blattsalaten und griechischem Salat.

♦ SIE BENÖTIGEN ♦

50 g Thunfisch
$^1/_2$ gehackte Zwiebel
1 gehackte Paprika
6 EL natives Olivenöl extra
3 EL Aceto balsamico
Salz, Pfeffer

1 Lassen Sie den Thunfisch abtropfen und vermischen Sie ihn mit der Zwiebel und der Paprikaschote.

2 Dann Balsamessig und Öl zugeben und mit Salz und Pfeffer je nach Geschmack abschmecken.

Käsemarinade

Besonders köstlich zu Gemüsesalaten.

1 Schälen Sie die Knoblauchzehen und schneiden Sie sie etwas klein (dabei die grünen Keime entfernen); waschen Sie das Basilikum und zupfen Sie die Thymianblättchen von den Stielen.

2 Diese Zutaten pürieren Sie mit Roquefort, Pecorino, Pistazienkernen und dem Öl im Mixer und schmecken Sie sie anschließend mit Salz und weißem Pfeffer je nach Geschmack ab.

♦ SIE BENÖTIGEN ♦

50 g Roquefortkäse
50 geriebenen Pecorino
3 Knoblauchzehen
2 Bund Basilikum
1 Zweig frischen Thymian
4 EL Pistazienkerne
8 EL natives Olivenöl extra
Salz, weißer Pfeffer

Brot und Teigwaren

Olivenbrot

Schon während der Hochkultur der Minoer auf Kreta gab man dem Brotteig Oliven bei. Hier eines der vielen traditionellen Rezepte für diesen Eckpfeiler der mediterranen Esskultur.

1 Mischen Sie beide Mehle, lösen Sie die Hefe in etwas warmem Wasser auf und vermischen Sie dann die Hälfte des Mehls mit der Hefe, dem Salz, drei Esslöffeln Öl und 250 Milliliter warmem Wasser in einer Schüssel.

2 Kneten Sie den Teig etwa 15 Minuten von Hand oder mit dem Rührgerät und geben Sie nach und nach vom restlichen Mehl hinzu, bis ein elastischer, fester Teig entsteht. Diesen decken Sie mit einem Tuch zu und lassen ihn an einem warmen Platz bis zur doppelten Größe aufgehen.

3 Währenddessen erhitzen Sie das restliche Olivenöl in einer Pfanne und dünsten die Zwiebeln darin weich. Dann rühren Sie die Oliven und den Rosmarin unter und mischen alles dem Teig bei.

4 Gut durchkneten, halbieren und zwei runde, flache Laibe formen. Diese legen Sie auf ein geöltes Backblech und lassen sie an einem warmen Ort nochmals für eine Stunde aufgehen.

5 In der Zwischenzeit den Backofen auf 190 °C (Gasherd Stufe 5) vorheizen und die Brote in etwa 25 Minuten goldbraun backen – sobald das Brot hohl klingt, wenn man von unten daran klopft, ist es fertig.

♦ SIE BENÖTIGEN ♦

250 g weißes Mehl
250 g Vollkornmehl
50 g getrocknete Hefe
100 gehackte, entsteinte Oliven (schwarz oder grün)
200 g gehackte Zwiebeln
6 EL natives Olivenöl sowie etwas zum Bestreichen
1 TL frischen, gehackten Rosmarin
1 TL Salz
250 ml warmes Wasser

Pizza al Tonno – Thunfischpizza

♦ SIE BENÖTIGEN ♦

Für den Belag:
2 Pakete tiefgekühlten Spinat (600 g)
5 EL natives Olivenöl extra
2 Dosen Thunfisch
1 Bund Petersilie
100 g geriebenen Parmesan
12 Basilikumblätter
50 g Pinienkerne
1 Zwiebel
frisch gemahlenen Pfeffer

Für den Teig:
500g Weizenmehl
1 TL Salz
20 g Hefe
etwas Wasser

1 Heizen Sie den Backofen auf 250 °C (Gasherd Stufe 7) vor, bröckeln Sie die Hefe in eine Tasse, begießen Sie sie mit etwas warmem Wasser und lassen Sie sie zehn Minuten gehen.

2 Geben Sie das Mehl in eine große Schüssel, machen Sie in der Mitte eine Mulde, gießen Sie die Hefe hinein und verteilen Sie das Salz und etwas Olivenöl auf dem Mehlrand. Gut durchkneten und zugedeckt an einem warmen Platz aufgehen lassen.

3 Dann formen Sie zwei runde Fladen, legen diese auf ein bemehltes Backblech und lassen sie zugedeckt nochmals 30 Minuten gehen.

4 In der Zwischenzeit tauen Sie den Spinat auf, hacken ihn grob und dünsten die gewürfelte Zwiebel in dem Öl glasig. Geben Sie dann den Spinat hinzu, schmecken Sie ihn mit Salz und Pfeffer ab und verteilen Sie die Zwiebel-Spinat-Masse auf den Pizzen.

5 Mit zerpflücktem Thunfisch, gehackter Petersilie, zerschnittenen Basilikumblättern, Pinienkernen und Parmesan bestreuen, salzen und pfeffern, mit Olivenöl beträufeln und im Ofen 20 Minuten backen.

Sugo al pomodoro – Tomatensauce

Die einfache Variante des klassischen Sugo al pomodoro – sie ist im Handumdrehen fertig. Sie können diese Tomatensauce übrigens auch gut auf Vorrat zubereiten und einfrieren.

♦ SIE BENÖTIGEN ♦

800 g reife Tomaten
1 Bund frisches Basilikum
3 Knoblauchzehen
6 EL natives Olivenöl extra
etwas Salz
frisch im Mörser zerstoßenen Pfeffer

1 Tomaten mit einem scharfen Messer einritzen, überbrühen und die Haut abziehen.

2 Anschließend Kerne sowie den Blütenansatz entfernen und das Fruchtfleisch in Streifen schneiden.

3 Das Basilikum waschen, trockentupfen und grob zerhacken. Die Knoblauchzehen werden geschält, halbiert und zerkleinert. Dann erhitzen Sie das Olivenöl in einer Pfanne, braten den Knoblauch darin goldbraun und entfernen ihn mit einer Gabel.

4 Nun kommen die Tomaten in die Pfanne, die Sie leicht salzen und ohne Deckel bei mittlerer Hitze 15–20 Minuten eindampfen lassen. Kurz vor dem Servieren geben Sie das grob gehackte Basilikum hinzu und schmecken alles mit Pfeffer ab.

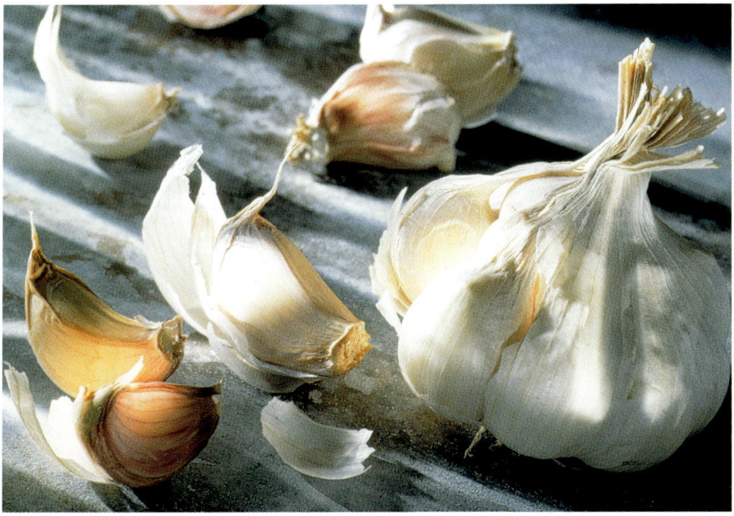

Es empfiehlt sich generell, die grünen Knoblauchkeime zu entfernen, denn sie sind verantwortlich für den unangenehmen »Knofelduft«.

Pesto – Basilikumsauce

1 Rösten Sie die Pinienkerne ohne Öl leicht an, waschen Sie das Basilikum und zupfen Sie die Blätter von den Stielen.

2 Dann geben Sie alle Zutaten bis auf das Öl in einen Mörser und mahlen solange, bis eine weiche Paste entstanden ist. Diese füllen Sie in eine Schüssel um, geben das Olivenöl unter ständigem Rühren langsam hinzu und schmecken mit Pfeffer ab.

3 Dann das Pesto unter die al dente gekochten Nudeln mischen und umgehend servieren.

♦ SIE BENÖTIGEN ♦

20 g Pinienkerne
100 g Basilikum
1 Knoblauchzehe
2 EL geriebenen Parmesan oder Pecorino
6 EL natives Olivenöl extra
frisch gemahlenen Pfeffer
1 TL grobes Salz

Spaghetti aglio e olio – Knoblauchsauce

Bei diesem Gericht dreht sich alles um das flüssige Gold – deshalb sollte es besonders hier absolut hochwertig und rein sein.

1 Schälen Sie die Knoblauchzehen, zerdrücken Sie sie und legen Sie sie in einen Topf. Mit dem Öl begießen, erhitzen und solange dünsten, bis der Knoblauch hellbraun ist.

2 Dann geben Sie die Petersilie, die Chilischote, zwei Esslöffel vom Spaghettikochwasser und gleich danach die in Salzwasser al dente gekochten Spaghetti dazu.

3 Vermischen Sie alles gut und servieren Sie es sofort.

♦ SIE BENÖTIGEN ♦

(für 400 g Spaghetti)
150 ml natives Olivenöl extra
1 Handvoll gehackte Petersilie
3 Knoblauchzehen
reichlich frisch im Mörser gestoßenen Pfeffer
etwas Salz
1 Chilischote (sofern Sie es scharf mögen)

Fisch und Meeresfrüchte

Marinierte Sardellen

♦ SIE BENÖTIGEN ♦

700 g frische, ausgenommene Sardellen
1 Bund Schnittlauch
2 EL Zitronensaft
5 EL fruchtiges, junges natives Olivenöl
4 EL grobes Meersalz
frisch im Mörser zerstoßenen Pfeffer

So mancher kennt dieses einfache Fischgericht vielleicht von einem Spanienurlaub, denn dort bekommt man es in jedem Fischerort serviert.

1 Spülen Sie die Sardellen mit Wasser ab, tupfen Sie sie trocken und bestreuen Sie sie von beiden Seiten mit dem Meersalz.
2 Stapeln Sie die Sardellen in Lagen auf eine große Platte oder ein Blech und lassen Sie sie 30 Minuten ziehen.
3 Anschließend spülen Sie die Sardellen wieder mit Wasser ab, zerteilen sie in Filets und entfernen die Gräten.
4 Nun verrühren Sie das Olivenöl mit dem Zitronensaft und verteilen die Hälte dieser Marinade auf vier Teller.
5 Legen Sie die Sardellenfilets mit der Haut nach unten hinein, begießen Sie sie mit der restlichen Marinade und stellen Sie sie für 60 Minuten in den Kühlschrank.
6 Dann herausnehmen, mit dem gehackten Schnittlauch und dem Pfeffer bestreuen und servieren. Dazu passen geröstete Weißbrotscheiben und ein gemischter Salat mit schwarzen Oliven.

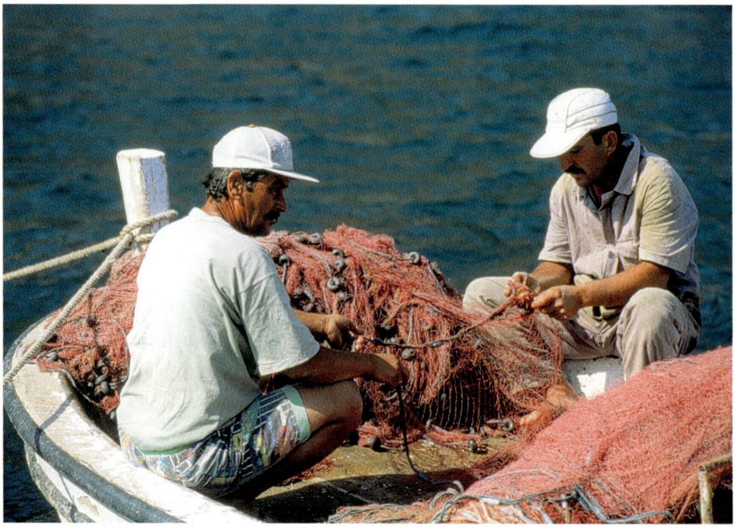

Ob mariniert, gebraten, gegrillt oder gekocht – frischer Fisch ist nicht nur schmackhaft, sondern der Gesundheit äußerst zuträglich.

Thunfischschnitten

Dieses köstliche Rezept haben wir dem altrömischen Kochkünstler Apicius zu verdanken. Es stammt aus seiner »De re coquinaria«, einer Sammlung kulinarischer Höhepunkte der damaligen Zeit.

1 Zuerst bereiten Sie die Sauce zu: Dazu entkernen Sie die Datteln, hacken diese klein und geben die ebenfalls gehackten Kräuter, Wein, Öl, Honig und Pfeffer hinzu.

2 Geben Sie alles in eine tiefe Pfanne und lassen Sie die Sauce kurz aufkochen. Nach etwa zehn Minuten legen Sie die zuvor in etwas Mehl gewendeten Thunfischscheiben hinein und lassen diese bei mittlerer Hitze langsam dünsten.

3 Bei Scheiben von etwa drei Zentimeter Dicke müssen Sie rund 15 Minuten Kochzeit rechnen – dann ist der Thunfisch gar und kann mitsamt der Sauce serviert werden. Dazu passen Weißbrot oder Reis.

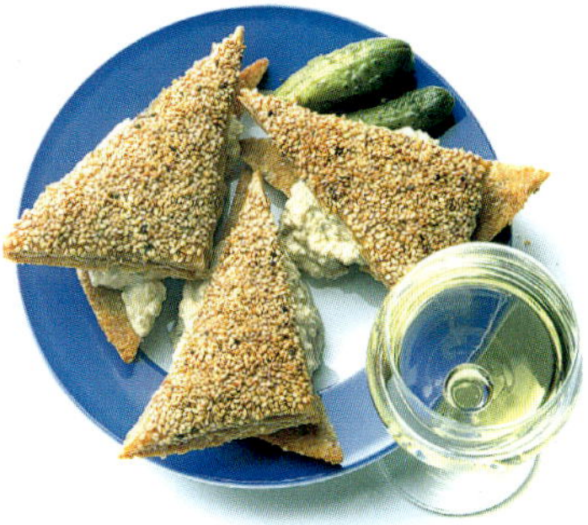

♦ SIE BENÖTIGEN ♦

4–6 (je nach Dicke) Scheiben frischen Thunfisch (vom Fischhändler)
20 Datteln
100 ml trockenen Weißwein
2 EL natives Olivenöl
1/2 TL Bienenhonig
1/2 TL frisch im Mörser zerstoßenen Pfeffer
1 Handvoll Kräuter (Petersilie, Thymian, Zitronenmelisse und Rosmarin)

Barbúnia – gebratene Rotbarben

Schnell gemacht und sehr lecker. Als Beilage zu diesem griechischen Fischgericht servieren Sie einen Bauernsalat, den Choriátiki saláta (siehe Seite 121).

1 Waschen Sie die Fische und tupfen Sie sie mit einem Küchentuch trocken. Dann werden sie gesalzen und gepfeffert und in dem Mehl gewendet.

2 In der Zwischenzeit lassen Sie das Olivenöl in einer tiefen Pfanne sehr heiß werden und geben dann die Fische hinein. Braten Sie diese auf jeder Seite etwa zwei Minuten goldbraun.

3 Anschließend servieren Sie die heißen Rotbarben sofort mit Zitronenscheiben garniert auf vorgewärmten Tellern und träufeln noch etwas natives Olivenöl extra darüber.

♦ SIE BENÖTIGEN ♦

12 küchenfertige Rotbarben (à rund 120 g)
500 ml Olivenöl
2 Zitronen
etwas Salz
frisch im Mörser zerstoßenen Pfeffer
Mehl zum Wenden

Loup de mer – Wolfsbarsch

Ein exquisites und dabei ganz einfach herzustellendes Gericht – ideal für warme Sommerabende.

♦ SIE BENÖTIGEN ♦

2 ausgenommene und geschuppte Wolfsbarsche (vom Fischfachhandel)
6 frische Lorbeerblätter
14 EL natives Olivenöl extra
1 unbehandelte Zitrone in Scheiben
8 EL trockenen Weißwein
Saft 1/2 Zitrone
frisch gemahlenen Pfeffer
etwas Salz

1 Waschen Sie die Barsche, trocknen Sie sie und pfeffern und salzen Sie sie von innen und außen. Danach machen Sie mit einem Messer beidseitig tiefe Einschnitte und stecken die Lorbeerblätter hinein.

2 Dann werden die Fische in eine tiefe, feuerfeste Form gelegt, mit etwa sieben Esslöffeln Olivenöl beträufelt und mit dem Wein begossen. Legen Sie die Zitronenscheiben mit dazu.

3 Schieben Sie die Form in den auf 250 °C vorgeheizten Ofen (Gasherd Stufe 7) und backen Sie die Fische 15 Minuten lang.

Dorada en concha de sal – Zahnbrasse in Salzkruste

Der Brauch, Fisch in einer Salzkruste zu garen, stammt aus der Region um Malaga. Das Salzmäntelchen bewahrt das Aroma und verhindert zudem ein Anbraten.

♦ SIE BENÖTIGEN ♦

1 entschuppte, ausgenommene Zahnbrasse (etwa 1kg)
1 Zweig frischen Rosmarin
3 Eiweiß
1 kg grobes Meersalz
3 EL natives Olivenöl extra

1 Heizen Sie den Backofen auf 225 °C (Gasherd Stufe 6–7) vor; währenddessen wird die Brasse gewaschen, getrocknet und der Rosmarinzweig in die Bauchhöhle gesteckt.

2 Dann schlagen Sie das Eiweiß schaumig, mischen es unter das Salz und füllen dieses fingerdick in eine feuerfeste Form. Dort hinein wird der Fisch gelegt und mit der restlichen Salz-Eiweiß-Masse zugedeckt.

3 Im vorgeheizten Ofen 25 Minuten backen, dann die Salzkruste aufschlagen, vorsichtig abheben, den Fisch tranchieren, mit drei Esslöffeln nativem Olivenöl extra beträufeln und sofort servieren.

4 Dazu reichen Sie Weißbrot und einen frischen, knackigen Salat der Saison.

Fleisch und Geflügel

Lammkeule aus der Provence

Statt der Keule können Sie auch Lammkoteletts nehmen; dann empfiehlt es sich jedoch, diese vor dem Braten mit nativem Olivenöl extra und Kräutern zu marinieren.

♦ SIE BENÖTIGEN ♦

1 Lammkeule (etwa 1, 5 kg)
4 Knoblauchzehen
20 g Sardellenfilets

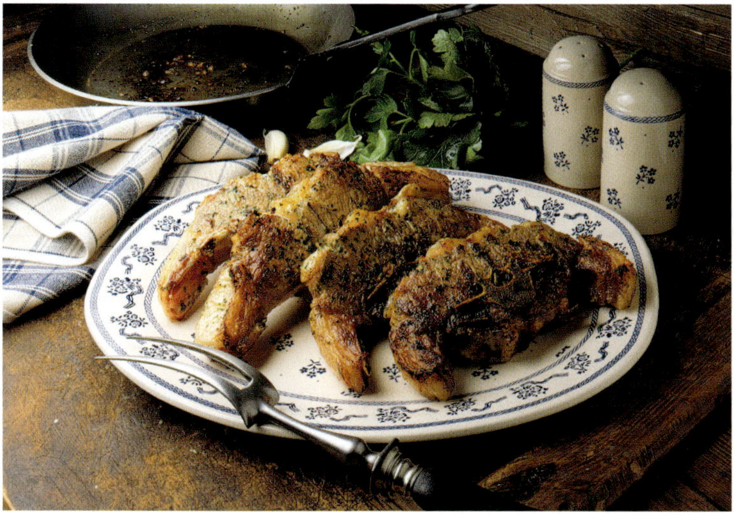

Verzichten Sie beim Braten auf Butter oder Schmalz. Olivenöl sorgt für ein ganz neues Geschmackserlebnis.

1 Reiben Sie die Keule mit Küchentüchern ab und stechen Sie sie mit einem spitzen Messer rundum mehrmals ein.
2 Knoblauchzehen schälen und in Stifte schneiden (die grünen Keime dabei entfernen); die Sardellen mit Wasser abspülen und halbieren. Nun stecken Sie in die Einstiche jeweils einen Knoblauchstift und ein Stück Sardelle, pfeffern die Keule und bestreichen sie mit dem Senf.
3 Bevor Sie das Fleisch in eine Bratreine mit Olivenöl legen, bestreuen Sie es dick mit der Kräutermischung und drücken diese etwas an. Dann in den vorgeheizten Ofen schieben und bei 200 °C (Gasherd Stufe 6) etwa zwei Stunden braten; dabei nicht wenden. Dazu passen grüne Bohnen und Reis.

frisch geriebenen Pfeffer
2 EL scharfen, groben Senf (z.B. Dijon-Senf)
2 EL Kräuter der Provence
1 Tasse natives Olivenöl

Reispilaw mit Geflügel

Diese Spezialität stammt ursprünglich aus dem Libanon.

1 Erhitzen Sie zwei Esslöffel Olivenöl in einem Topf und dünsten Sie darin einen Teil der Zwiebeln und des Knoblauchs an. In einem anderen Topf erhitzen Sie die Brühe, geben Geflügelfleisch, Zitronensaft, Zimtstange, die restlichen Zwiebeln und den Knoblauch dazu, würzen mit Salz und Pfeffer und lassen dies leicht köcheln, bis das Fleisch gar ist.

♦ SIE BENÖTIGEN ♦

400 g Geflügelfleisch, ohne Knochen und in kleinen Stücken
500 ml Hühnerbrühe
300 g Risottoreis
2 klein geschnittene Zwiebeln
4 gehackte Knoblauchzehen

1 Zimtstange
4 EL geschälte Mandeln
1 EL Mandelsplitter
1 EL Pinienkerne
4 EL natives Olivenöl
1 EL Zitronensaft
2 EL helle Sultaninen
1/2 TL gemahlenen Muskat
frisch gemahlenen Pfeffer
etwas Salz

2 Währenddessen lassen Sie den Reis 30 Minuten in kaltem Wasser weichen, erhitzen das restliche Olivenöl in einem Topf und rösten darin die geschälten Mandeln, die Pinienkerne und die Sultaninen leicht an.
3 Anschließend geben Sie den abgetropften Reis und die gedünsteten Zwiebeln dazu und lassen das Ganze unter ständigem Rühren fünf Minuten kochen. Nun heben Sie die Geflügelstücke mit einem Löffel aus dem Sud, geben sie mit einem Drittel der Hühnerbrühe zu dem Reis und lassen alles leicht weiterköcheln.
4 Sobald die Flüssigkeit aufgesogen ist, geben Sie erneut Hühnerbrühe hinzu – solange, bis der Reis gar ist. Zum Abschluss rösten Sie die Mandelsplitter ohne Fett leicht an und streuen sie vor dem Servieren gemeinsam mit dem Muskat über den Pilaw.

Paella – spanische Reispfanne

Dieses berühmte Gericht ist eigentlich ein Resteessen. Gemüsesorten und Zutatenmenge können Sie je nach Anzahl Ihrer Gäste und der Saison beliebig variieren.

♦ SIE BENÖTIGEN ♦
(für 6 Personen)
700 g Rundkornreis
1 grüne Paprika
1 Hähnchen (1 kg)
150 g Rindfleisch
100 g Schweinefilet
12 Miesmuscheln
12 Gambas (Riesengarnelen)
200 g Tintenfischringe
500 ml pürierte Tomaten
300 g tiefgefrorene Erbsen
2 Knoblauchzehen
1 Gemüsezwiebel
10 EL natives Olivenöl
1500 ml Fleischbrühe
1 Messerspitze Safranpulver

1 Heizen Sie den Backofen auf 200 °C (Gasherd Stufe 6) vor. Schälen und hacken Sie die Zwiebel und den Knoblauch, schneiden Sie die Paprika klein und zerteilen Sie das Hähnchen (Haut vorher entfernen), das Rind- und das Schweinefleisch in kleine Stücke.
2 Muscheln und Tintenfischringe waschen und sechs Gambas schälen. Das Öl in einer tiefen, sehr großen Pfanne erhitzen, die Zwiebel darin glasig dünsten, Knoblauch, Paprika und Fleisch dazugeben, salzen, pfeffern und alles anbräunen.
3 Dann geben Sie die Tomaten und einen halben Liter Fleischbrühe dazu, lassen alles zehn Minuten köcheln, geben dann die Tintenfische und nochmals einen halben Liter Fleischbrühe hinein und lassen dies weitere zehn Minuten köcheln.
4 Währenddessen erhitzen Sie das restliche Olivenöl in einer großen Paellapfanne, rösten den Reis darin an, lösen den Safran mit der restlichen Fleischbrühe auf und verrühren dies mit dem Reis.
5 Dann geben Sie die Erbsen, Gambas und Muscheln zum Reis und schieben alles in den vorgeheizten Backofen. 20 Minuten backen, die sechs ungeschälten Gambas darauf legen und noch brutzelnd in der Pfanne servieren.

Stifádo – griechisches Fleischragout

1 Das Ragout wird vorbereitet, indem Sie das Fleisch würfeln, die Tomaten schälen und klein schneiden, den Knoblauch schälen und klein hacken und die Zwiebeln abziehen.

2 Dann erhitzen Sie das Öl in einem großen Topf, braten das Fleisch darin an, geben die Tomaten, den Knoblauch, das Lorbeerblatt und die ganzen Zwiebeln dazu und lassen alles im geschlossenen Topf bei kleiner Hitze durchschmoren.

3 Nach 15 Minuten die Brühe zugießen, mit Salz und Pfeffer abschmecken und bei sehr schwacher Hitze eine gute Stunde weiterköcheln lassen. Zum Stifádo schmeckt Reis oder Weißbrot oder ein frischer Bauernsalat (Seite 121).

♦ SIE BENÖTIGEN ♦

750 g mageres Rindfleisch
4 Tomaten
2 Knoblauchzehen
1 kg kleine Zwiebeln
8 EL Olivenöl
1 Lorbeerblatt
125 ml Gemüsebrühe
frisch gemahlenen Pfeffer
etwas Salz

Gemüse

Gratin d'aubergines – Auberginengratin

Dieses wunderbare Gericht aus Südfrankreich eignet sich als Hauptgang oder als Beilage zu gegrilltem Fisch oder Fleisch.

1 Heizen Sie als erstes den Ofen auf 220 °C (Gasherd Stufe 7) vor. Dann kochen Sie die Auberginen für fünf Minuten in Salzwasser und schneiden sie, wenn sie abgekühlt sind, in kleine Stücke.

2 Erhitzen Sie das Olivenöl in einem großen Topf, braten Sie die Auberginen darin langsam goldbraun und streuen Sie den Parmesan und das weiße Mehl darüber.

3 Schlagen Sie das Eigelb mit etwas Milch schaumig, gießen Sie den Rest der Milch zu den Auberginen und rühren Sie danach die Eigelbmischung unter. Mit Salz und Pfeffer abschmecken und vom Herd nehmen.

3 Nun das Eiweiß schaumig schlagen, vorsichtig unter die Auberginen heben und die Masse in eine eingeölte Auflaufform gießen.

4 Das Paniermehl, etwas Pfeffer und Olivenöl darüber geben und für etwa 15 Minuten im Ofen backen – sobald das Gratin goldbraun ist, herausnehmen und sofort servieren.

♦ SIE BENÖTIGEN ♦

1, 5 kg Auberginen
75 g frisch geriebenen Parmesan
3 Eier (getrennt in Eiweiß und -gelb)
150 ml Milch
3 El weißes Mehl
4 EL Paniermehl
6 EL natives Olivenöl
etwas Salz
frisch gemahlenen Pfeffer

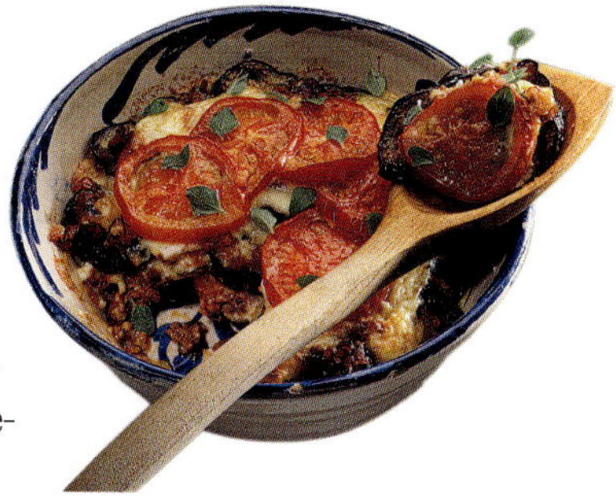

Frisches Gemüse ist eine der Säulen der mediterranen Küche.

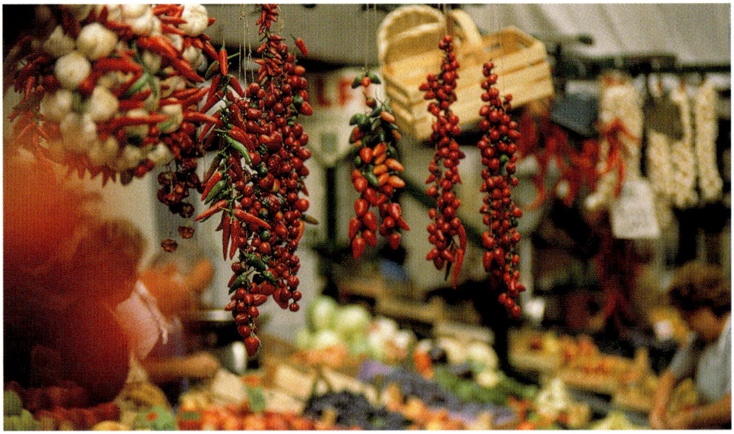

Rote Bete mit Senf

♦ SIE BENÖTIGEN ♦

2 große rote Bete
4 EL natives Olivenöl extra
1 EL guten, mittelscharfen Senf
1 TL Aceto balsamico (Balsamessig)

Statt der roten Bete können Sie auch Mangold verwenden – das schmeckt ebenfalls vorzüglich.

1 Schälen Sie die Rüben, kochen Sie sie in etwas Wasser bissfest und schneiden Sie sie dann in Scheiben.

2 Dann übergießen Sie diese mit einer Sauce aus Öl, Senf und Essig und servieren sie noch warm.

Bagna cauda – Gemüsefondue

♦ SIE BENÖTIGEN ♦

1 Zucchini
1 grüne Paprika
6 Stangen Staudensellerie
4 Lauchzwiebeln
1 Fenchelknolle
1 kleinen Blumenkohl
4 Knoblauchzehen
100 g Sardellen
100 ml natives Olivenöl extra
1 EL süße Sahne

Bagna cauda, das »warme Bad« ist ein traditionelles Gericht aus dem Piemont und eine richtige Vitaminbombe.

1 Das Gemüse waschen und putzen, in mundgerechte Stücke schneiden, in einen Gefrierbeutel geben und eine Stunde im Kühlschrank kühlen.

2 In der Zwischenzeit können Sie den Knoblauch schälen und in Streifen schneiden, die Sardellen waschen und klein hacken und den Knoblauch im Olivenöl glasig dünsten.

3 Geben Sie die Sardellen hinzu und rühren Sie sie solange bei schwacher Hitze, bis sie sich aufgelöst haben. Zum Schluss kommt die Sahne dazu; die Sauce soll nicht kochen, sondern nur flüssig werden.

4 Füllen Sie die fertige Sauce in einen Fonduetopf und stellen Sie ihn auf ein Stövchen – die Gemüsestückchen werden in die Sauce getunkt und roh gegessen.

Haricots verts au citron – Bohnen mit Zitronensauce

1 Putzen und waschen Sie die Bohnen und kochen Sie sie in einem Liter Wasser bissfest. Danach mit kaltem Wasser abschrecken, um die grüne Farbe zu erhalten, abtropfen lassen und in eine Schüssel geben.
2 Die Zitrone waschen, dünn abschälen und die Schale in sehr feine Streifen schneiden. Dann zwei Minuten in kochendem Wasser blanchieren.
3 Von der geschälten Zitrone schneiden Sie zwei Scheiben ab, pressen vom Rest den Saft heraus und verrühren diesen mit dem Olivenöl, etwas Pfeffer und der blanchierten Schale.
4 Danach mischen Sie die gehackte Lauchzwiebel und die gehackte Petersilie unter und mischen diese Sauce unter die Bohnen. Mit den beiden Zitronenscheiben anrichten und sofort servieren. Dazu passt Weißbrot.

♦ SIE BENÖTIGEN ♦

750 g zarte grüne Bohnen
1 unbehandelte Zitrone
7 EL natives Olivenöl extra
1 Lauchzwiebel
1 Bund Petersilie
frisch gemahlenen Pfeffer
etwas Salz

Römische Artischocken

1 Zur Vorbereitung müssen Sie die äußeren Blätter der Artischocken abschneiden, die Spitzen kappen und das Heu entfernen.
2 Setzen Sie die Artischocken nun dicht nebeneinander in einen tiefen Topf, stecken Sie in jede eine Mischung der genannten, klein gehackten Kräuter und träufeln Sie den Honig darüber.
3 Anschließend kochen Sie die Artischocken mit Wasser und dem Olivenöl bedeckt weich.

♦ SIE BENÖTIGEN ♦

8 Artischocken
1 Tasse natives Olivenöl
je 1 TL Pfefferminze, Koriander, Liebstöckel und Fenchel
1/2 TL frisch im Mörser zerstoßenen Pfeffer
1 TL Bienenhonig
etwas Salz

Gazpacho – gekühlte Gemüsesuppe

Der Name dieses Klassikers von der iberischen Halbinsel ist arabischen Ursprungs und bedeutet »eingeweichtes Brot« – ideal für heiße Sommertage, aber auch als Vorspeise.

1 Entfernen Sie die Rinde von dem Weißbrot und zerkleinern Sie es mit dem Pürierstab. Dann waschen Sie das Gemüse, achteln die Tomaten, schneiden die Paprika in Scheiben und die Selleriestange in zwei Zentimeter lange Stücke.
2 Schälen Sie die Knoblauchzehe und schneiden Sie die Gurke in dicke Scheiben; die Zwiebel wird halbiert und die Zitrone gewürfelt.
3 Im Anschluss daran geben Sie das Gemüse in folgender Reihenfolge in den Entsafter:

♦ SIE BENÖTIGEN ♦

1 Entsafter
750 g vollreife Tomaten
1 grüne Paprika
1 Salatgurke
1 Selleriestange (mit Blättern)
125 g trockenes (älteres) Weißbrot
1/2 unbehandelte Zitrone
1 Zwiebel
1 Knoblauchzehe
4–5 Tropfen Tabasco
4 EL natives Olivenöl extra

1/2 EL Weinessig
etwas Salz
frisch im Mörser zerstoßener Pfeffer

Tomaten, Sellerie, Gurken, Paprika, Knoblauch, Zwiebeln und die Zitrone. Danach geben Sie das pürierte Brot in eine Schüssel, gießen den Gemüsesaft darüber und mischen alles gut durch.

4 Würzen Sie das Ganze mit Essig, Tabasco, Salz und Pfeffer und rühren Sie erneut um. Decken Sie die Schüssel zu und stellen Sie sie für mindestens drei Stunden in den Kühlschrank.

5 Anschließend füllen Sie das Gazpacho in tiefe Teller und beträufeln es mit etwas Olivenöl.

Ratatouille – Gemüseeintopf

Dieses typisch provenzalische Gemüsegericht schmeckt als Beilage zu kurz gebratenem Fleisch sowie mit Reis oder Weißbrot als vegetarischer Hauptgang. Da sich Ratatouille problemlos einige Tage im Kühlschrank hält, lohnt es sich, wenn Sie gleich etwas mehr machen.

♦ SIE BENÖTIGEN ♦

6 reife Tomaten
je 1 grüne und rote Paprika
250 g Zucchini
250 g Auberginen
1 große Zwiebel
3 Knoblauchzehen
5 EL natives Olivenöl
etwas Salz
frisch zerstoßenen Pfeffer
je 1 TL Thymian und Rosmarin

1 Waschen Sie das Gemüse und vierteln Sie dann die Tomaten, würfeln Sie die Auberginen und die Zucchini und schneiden Sie die Paprikaschoten in dünne Scheiben.

2 Nun wird die Zwiebel geschält, fein gewürfelt und der geschälte Knoblauch in einer Presse zerdrückt.

3 Erhitzen Sie das Olivenöl in einem Topf oder einer tiefen Pfanne, dünsten Sie die Zwiebel darin glasig und geben Sie dann die Tomatenviertel hinzu. Diese ebenfalls leicht andünsten, anschließend die Paprikascheiben sowie die Auberginen- und die Zucchiniwürfel zugeben. Zum Schluss geben Sie den gepressten Knoblauch zu dem Gemüse und schmecken es mit Salz und Pfeffer ab.

4 Das Gemüse weitere 10 bis 15 Minuten schmoren lassen – je nachdem, wie weich Sie es möchten. Dann Thymian und Rosmarin darüber streuen, einen Schuss natives Olivenöl extra zum Verfeinern darüber gießen und sofort servieren.

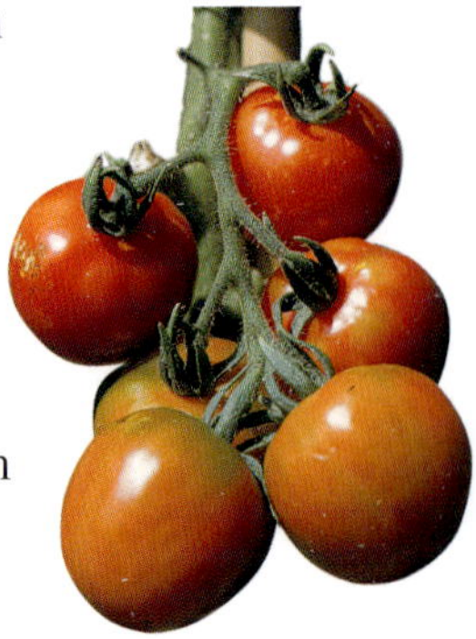

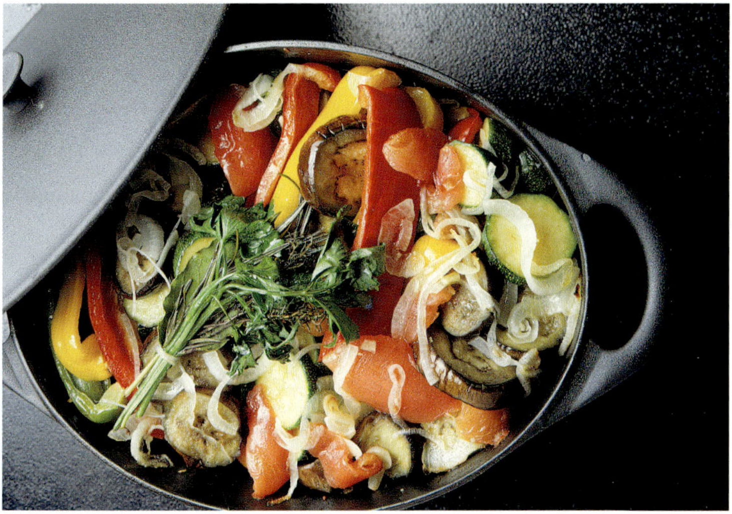

Ratatouille, ein Gemüseeintopf, stammt ursprünglich aus der Provence. Das Rezept finden Sie auf Seite 136.

Tortilla de patata – spanisches Kartoffelomelett

Die Tortilla wird wie ein Kuchen zerteilt und warm oder kalt serviert.

♦ SIE BENÖTIGEN ♦

750 g Kartoffeln
1 Zwiebel
100 g schwarze kleine Oliven
250 ml natives Olivenöl
4 Eier
etwas Salz

1 Schälen und waschen Sie die Kartoffeln und schneiden Sie sie in Scheiben; die Zwiebel schälen Sie ebenso und würfeln sie fein.

2 Nehmen Sie von dem Olivenöl sechs Esslöffel ab, erhitzen Sie den Rest in einer großen Pfanne und braten Sie darin die gesalzenen Kartoffeln für etwa zehn Minuten. Fügen Sie die Zwiebeln hinzu und braten Sie alles unter gelegentlichem Wenden weiter.

3 In der Zwischenzeit schlagen Sie die Eier schaumig, salzen sie und holen dann die Kartoffeln aus der Pfanne, lassen das Öl abtropfen und heben sie vorsichtig unter die Eimasse.

4 Anschließend geben Sie drei Esslöffel Öl in die Pfanne, füllen die Tortillamischung hinein und lassen sie bei mittlerer Hitze fest werden. Sobald sie fest ist, legen Sie einen großen Teller auf die Pfanne und stürzen die Tortilla darauf.

5 Die leere Pfanne auf den Ofen zurückstellen, erneut Olivenöl hineingeben, heiß werden lassen und die Tortilla von der anderen Seite in drei bis vier Minuten fertig braten.

Funghetto – gemischtes Gemüse mit Pilzen

♦ SIE BENÖTIGEN ♦

200 g frische Pilze (Steinpilze, Pfifferlinge oder Champignons)
2 Auberginen
2 große Zucchini
1 Handvoll gehackte Petersilie
1 Knoblauchzehe
1 Prise Oregano (wilder Majoran)
100 ml natives Olivenöl extra
etwas Salz

Dieses Gericht können Sie sowohl als Beilage zu gebratenem Fleisch als auch zu Pasta, beispielsweise Penne, servieren.

1 Auberginen in dünne Scheiben schneiden, mit Salz bestreuen und 30 Minuten ziehen lassen. In der Zwischenzeit die Zucchini ebenfalls in dünne Scheiben schneiden und die gewaschenen Pilze zerkleinern.

2 Das Olivenöl in einem großen Topf erhitzen, darin den zerdrückten Knoblauch und die Petersilie anbraten und anschließend Zucchini, Pilze und Auberginen hinzugeben. Diese Gemüsemischung braten Sie unter kräftigem Wenden erneut an. Anschließend bestreuen Sie das Ganze mit Oregano und lassen es auf kleiner Flamme etwa zehn Minuten köcheln.

3 Nach dieser Zeit nehmen Sie die Pfanne vom Herd und beträufeln das Gemüse mit etwas nativem Olivenöl extra. Dann richten Sie das Funghetto zu den Nudeln oder dem Fleisch an.

Zuppa di aspargi – kalabrische Spargelsuppe

♦ SIE BENÖTIGEN ♦

1, 5 kg grünen Spargel
1 fein gehackte Knoblauchzehe
6 verquirlte Eier
3 EL frisch geriebenen Parmesan
3 EL natives Olivenöl extra
Salz und frisch gemahlenen Pfeffer

Die kalabrische Spargelsuppe lässt sich auch mit weißem Spargel zubereiten.

1 Schälen Sie den Spargel, schneiden Sie die holzigen Enden ab und zerteilen Sie den Rest der Stangen in drei Zentimeter lange Stücke. Diese kochen Sie etwa für zehn Minuten in Salzwasser weich und gießen sie durch ein Sieb ab.

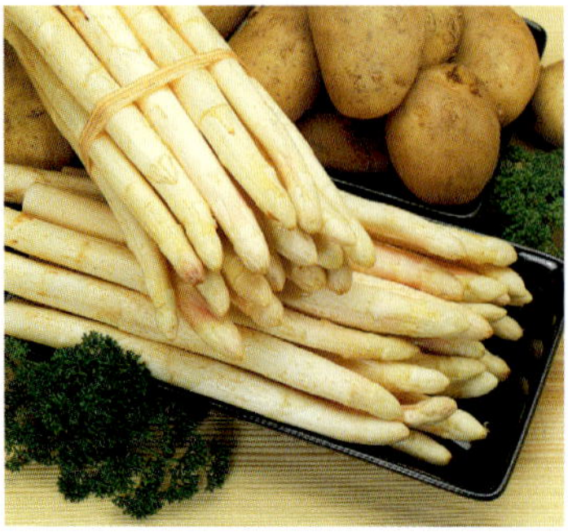

2 In der Zwischenzeit erhitzen Sie das Olivenöl in einem Topf, lassen den Knoblauch darin glasig werden und geben dann die Spargelstücke hinzu. Leicht pfeffern und mit 1,5 Liter kochendem, etwas gesalzenem Wasser aufgießen.

3 Lassen Sie alles für etwa drei Minuten kochen, geben Sie dann den Parmesan und die Eier dazu und rühren Sie, bis die Eier gerinnen und Fäden ziehen. Abschließend schmecken Sie noch einmal ab und servieren die Spargelsuppe mit etwas geröstetem Weißbrot.

Süße Sachen und Desserts

Sie lesen schon richtig – auch Süßspeisen und Desserts lassen sich aus Olivenöl zaubern. Einerlei, ob es den süßen Sachen den letzten Schliff verleiht oder aber als unentbehrliche Zutat fungiert.

Biskuit mit Olivenöl

Ein leichtes Gebäck zum Kaffee oder mit Vanilleeis und frischen Erdbeeren serviert als Dessert.

♦ SIE BENÖTIGEN ♦

150 g Zucker
3 Eier
100 ml Muskatellerwein
200 g weißes Mehl
1 Päckchen Backpulver
100 ml reifes natives Olivenöl
1 Prise Salz

1 Heizen Sie zunächst den Ofen auf 200 °C (Gasherd Stufe 6) vor und fetten Sie eine runde Springform mit etwas Butter ein.

2 Dann rühren Sie die Eier mit dem Zucker schaumig, geben unter Rühren das Öl, den Wein und dann das gesiebte Mehl, das Backpulver und das Salz hinzu. Solange weiterrühren, bis ein geschmeidiger Teig entsteht. Diesen füllen Sie in die Backform und backen ihn etwa 35 bis 40 Minuten.

3 Den Biskuit noch lauwarm servieren. Wenn Sie den Geschmack mögen, können Sie ihn noch mit etwas geriebenem Muskat und frisch zerstoßenem Pfeffer bestreuen – das gibt ein interessantes Aroma.

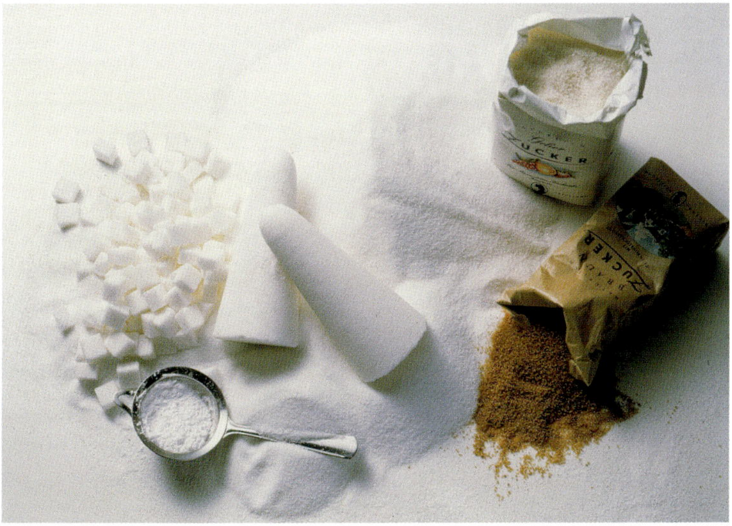

Süße Leckereien bekommen mit einem Schuss Olivenöl einen besonderen Pfiff.

♦ SIE BENÖTIGEN ♦

500 ml frische Vollmilch
5 Eigelbe
100 g Zucker
2 EL Bienenhonig
1 frische Vanilleschote
30 g Nougatmasse
3 EL reifes natives Olivenöl extra

Olivenöleiscreme

Das sich mit Olivenöl auch eine Eiscreme bereiten lässt, wird Sie in Staunen versetzen. Doch machen Sie einmal folgenden Versuch – er wird Sie überaus angenehm überraschen.

1 Halbieren Sie die Vanilleschote der Länge nach und kochen Sie sie mit der Milch leicht auf.

2 In der Zwischenzeit verquirlen Sie in einem weiteren Topf das Eigelb mit dem Zucker und gießen dann die kochende Milch unter ständigem Rühren dazu. Diesen Topf stellen Sie bei kleiner Flamme auf den Ofen und rühren ständig weiter, bis die Masse dickflüssig ist – sie darf jedoch nicht kochen.

3 Anschließend nehmen Sie den Topf vom Herd, lassen die Creme etwas abkühlen und unterrühren den Honig und das Olivenöl. Weiter abkühlen lassen, die Nougatmasse unterrühren und dann im Eisfach oder in der Tiefkühltruhe einfrieren.

♦ SIE BENÖTIGEN ♦

500 g weißes Mehl
100 ml frische Vollmilch
1/2 Päckchen Backpulver
200 ml reifes natives Olivenöl
300 g Puderzucker
etwas Zitronensaft

Kalbura basti – türkische Kekse

Übersetzt bedeutet Kalbura basti »in ein Sieb gedrückt« – und in der Tat wird dieses Gebäck auch mit einem Siebmuster verziert.

1 Sieben Sie das Mehl und das Backpulver in eine Schüssel, machen Sie eine Mulde und geben Sie das Öl und die Milch hinein. Verkneten Sie alles mit der Hand zu einem weichen Teig und stechen Sie davon pflaumengroße Stücke ab, formen Sie diese zu einem Oval und drücken Sie sie mit beiden Seiten in ein Sieb.

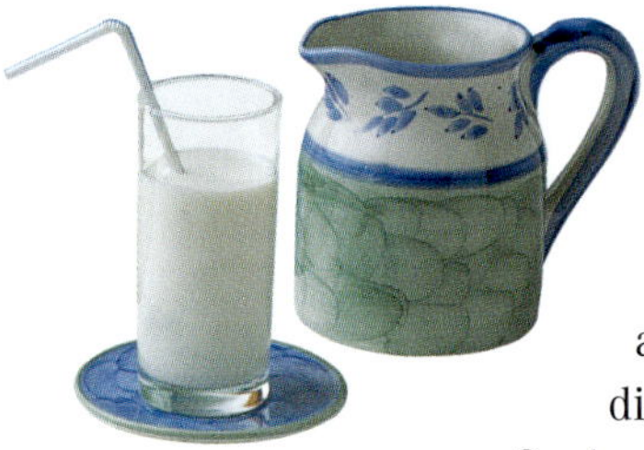

2 Setzen Sie die Teighäufchen auf ein Blech mit Backpapier und backen Sie sie im Ofen bei 200 °C (Gasherd Stufe 6) in 20 bis 25 Minuten goldbraun.

3 Währenddessen geben Sie den Puderzucker, den Zitonensaft und zwei Esslöffel Wasser in einen Topf und bringen dies zum Kochen.

4 Kurz einkochen lassen und die noch kochende Glasur auf die fertigen Kekse geben.

Bolo de canela – portugiesischer Zimtkuchen

Die Portugiesen tunken diesen würzigen Kuchen schon in ihren Frühstückskaffee – in Aluminiumfolie eingewickelt hält er sich bis zu zwei Wochen frisch.

1 Heizen Sie zunächst den Backofen auf 180 °C (Gasherd Stufe 5) vor und rühren Sie dann die Eier und den Zucker mit dem Handrührgerät schaumig. Danach rühren Sie das Olivenöl, die Milch und den Zimt unter.

2 Mischen Sie das Mehl mit dem Backpulver und den Mandeln, geben Sie dies zu den anderen Zutaten hinzu und verrühren Sie alles zu einem glatten, geschmeidigen Teig.

3 Diesen Teig füllen Sie anschließend in eine gefettete Springform und backen den Kuchen im Ofen auf der zweiten Schiene von unten 50 bis 60 Minuten lang.

♦ SIE BENÖTIGEN ♦

4 Eier
1 Tasse Zucker
1 Tasse frische Vollmilch
3 Tassen Weizenmehl
1 Tasse reifes Olivenöl
1 Tasse gemahlene Mandeln
1 TL gemahlenen Zimt
1 TL Backpulver

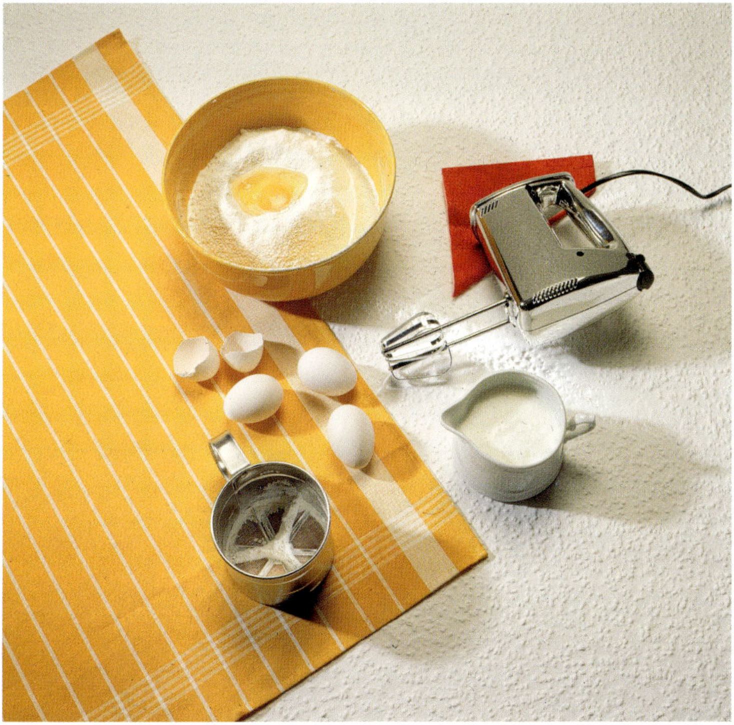

Ob Eiscreme, Keks oder Kuchen – mit Olivenöl lassen sich die raffiniertesten Süßspeisen und Desserts »zaubern«.

1. Auflage Januar 2012

Umschlaggestaltung:
Stefanie Müller
Druck und Bindung:
Offizin Andersen Nexö
Leipzig GmbH

ISBN 978-3-86445-024-2

Gerne senden wir Ihnen unser Verlagsverzeichnis
Kopp Verlag, Pfeiferstraße 52,
D-72108 Rottenburg
E-Mail: info@kopp-verlag.de
Tel.: (0 74 72) 98 06-0
Fax: (0 74 72) 98 06-11

Unser Buchprogramm finden Sie auch im Internet unter:
www.kopp-verlag.de

Die Autorin des Buches
Birgit Frohn ist diplomierte Humanbiologin. Sie lebt und arbeitet heute in München. Dabei hat sie sich als Fachautorin und Medizinjournalistin mit den Themenschwerpunkten »Medizin«, »Ernährung« und »Alternative Heilmethoden« einen Namen gemacht. Im Midena Verlag ist von ihr bereits der Titel »Nahrung als Medizin. Alles über die heilende Wirkung in unseren Nahrungsmitteln« erschienen.

Haftungsausschluss
Die Inhalte dieses Buches sind sorgfältig recherchiert und erarbeitet worden. Dennoch kann weder die Autorin noch der Verlag für die Angaben in diesem Buch eine Haftung übernehmen.

Bildnachweis
AKG Archiv für Kunst und Geschichte, Berlin: 4 und 74 (Erich Lessing); Bilderberg Archiv der Fotografen, Hamburg: 4 (Wolfgang Kunz), 5 (nonstock), 29 (M. Kirchgessner), 56 und 61 (Wolfgang Kunz), 83 und 101 (nonstock); Foto Traudel Bühler, Augsburg: 88, 141; FOOD Archiv, München: 114, 120 - 124, 131, 133, 137; Frank Hecker NATUR Fotografie, Panten - Hammer: 87; Informationsgemeinschaft Olivenöl, c/o Syntax Werbeagentur GmbH, München: 2, 15, 72; Jens Kron, Augsburg: 140; Sven Lockstedt, Augsburg: 40; Picture Press Bild- und Textagentur GmbH, Hamburg: 110 (F. Stradtmann), 129 (Runde); PhotoPress Bildagentur GmbH, Stockdorf/München: 42 (Gnoni), 67 (Hapf), 107 (Rogler), 128 (Hackenberg), 134 (Dr. Rauh), 136 (Kiepke); Gregor Ruf, Weingut und Olivenölhandel Ruffone, Tegernsee/Castellina in Chianti/Toscana: 12, 15, 22, 117; StockFood Photo Stock Agency, München: 139 (S.&P. Eising); ZEFA Zentrale Farbbild Agentur GmbH, Frankfurt: 8 (Kohlhas), 16 (Rosenfeld), 18 (Reinhard), 21 (Botzek), 38 (ZEFA U.K.), 46 (Lombardi), 49 (Waldkirch), 50 (Reinhard), 59 (Keller), 68 (Hirdes), 70 (Craddock), 94 (Pfander), 97 (Ruckszio), 112 (Lambert), 127 (C. Schmidt), 138 (Hackenberg)

Wir danken der Informationsgemeinschaft Olivenöl und Herrn Gregor Ruf, Betreiber des Weinguts und Olivenölhandels Ruffone, für die freundliche Unterstützung und die Überlassung schönen Bildmaterials.

Weiterführende Literatur
Bosi, Roberto: L´olio Olivenöl. Edition Spangenberg bei Droemer Knaur. München 1995
Giacosa, Ilaria Gozzini: Genießen wie die alten Römer. Eichborn Verlag. Frankfurt/M. 1995
Scotto, Elisabeth/Forgeur, Brigitte: Olivenöl – Das grüne Gold des Mittelmeers. Edition Spangenberg bei Droemer Knaur. München 1996
Sed, Diane: Die hundert besten Mittelmeerrezepte. AT Verlag. Aarau 1995
Vereinigung Agricola Slow Food: Mammas Küche in Piemont. Edition Spangenberg. München 1993

Rezeptregister

Sachregister